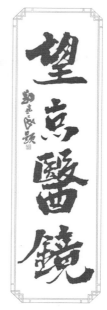

望京醫鏡

李浩

中医临证拾遗

谭展飞 曹 宇 / 主编

李 浩 / 主审

北京科学技术出版社

**图书在版编目（CIP）数据**

中医临证拾遗／谭展飞，曹宇主编. -- 北京 ：北京科学技术出版社，2025. -- ISBN 978-7-5714-4300-9

Ⅰ. R259.4；R277.73

中国国家版本馆 CIP 数据核字第 202456GR11 号

**策划编辑**：张露遥
**责任编辑**：安致君
**责任印制**：李　茗
**封面设计**：米　乐
**版式设计**：美宸佳印
**出 版 人**：曾庆宇
**出版发行**：北京科学技术出版社
**社　　址**：北京西直门南大街 16 号
**邮政编码**：100035
**电　　话**：0086 - 10 - 66135495（总编室）　0086 - 10 - 66113227（发行部）
**网　　址**：www. bkydw. cn
**印　　刷**：北京盛通印刷股份有限公司
**开　　本**：850 mm × 1168 mm　1/32
**字　　数**：121 千字
**印　　张**：6. 375
**版　　次**：2025 年 1 月第 1 版
**印　　次**：2025 年 1 月第 1 次印刷
**ISBN 978-7-5714-4300-9**

**定　　价**：69. 00 元

# 望京醫鏡

## 编写委员会

### 顾　问

黄璐琦　朱立国　孙树椿

### 主　任

李　浩　高景华

### 副主任（按姓氏笔画排序）

全洪松　杨克新　张　清　赵　勇　俞东青　曹　炜
谢　琪　薛侗枚

## 指导委员会 （按姓氏笔画排序）

朱云龙　刘祖发　安阿玥　杨国华　肖和印　吴林生
邱模炎　张　宁　张世民　张兴平　陈　枫　周　卫
胡荫奇　夏玉清　徐凌云　高　峰　程　玲　温建民
魏　玮

## 组织委员会 （按姓氏笔画排序）

丁品胜　于　杰　于忪忪　王　敏　王朝鲁　叶琰龙
朱雨萌　朱钟锐　刘光宇　刘劲松　刘桐辉　孙　婧
张　茗　张兆杰　金秀均　郎森艳　徐一鸣　焦　强
魏　戌

## 工作委员会 （按姓氏笔画排序）

王　浩　王宏莉　王尚全　王春晖　王德龙　冯敏山
朱光宇　刘　涛　刘世巍　刘惠梅　刘燊仡　张　平
张　然　张　磊　范　肃　秦伟凯　栾　洁　高　坤
郭　凯　梁春玲　蒋科卫　谭展飞　潘珺俊

## 《中医临证拾遗》
# 编 者 名 单

---

### 主 审

李 浩

### 主 编

谭展飞 曹 宇

### 编 者（按姓氏笔画排序）

王晓宁　文嘉钰　李文汉　杨　山　张　帅　张　震

赵　明　秦基倡　徐东辰　高　磊　韩淑花　魏　微

# 黄　序

　　中医药学包含着中华民族几千年的健康养生理念及其实践经验，是中华文明的瑰宝，凝聚着中国人民和中华民族的博大智慧，是中华民族的伟大创造。作为世界传统医药的杰出代表和重要组成部分，自古以来，中医药以其在疾病预防、治疗、康复等方面的独特优势，始终向世界传递着中华民族的生命智慧和哲学思想，为推动人类医药卫生文明作出了巨大贡献。党中央、国务院历来高度重视中医药工作，党的十八大以来，中医药传承发展进入新时代，中医药高质量发展跑出"加速度"。每一个中医药发展的高峰，都是各时期中医药人才在传承创新中铸就的，历代名医大家的学术经验是中医药学留给我们的宝贵财富，应当"继承好、发展好、利用好"。

　　中国中医科学院望京医院（简称"望京医院"）历经四十余年的传承发展和文化积淀，学术繁荣、名医荟萃，尤其是以尚天裕、孟和为代表的中医骨伤名家曾汇聚于此，留下了许多宝贵的临证经验、学术思想、特色疗法。为贯彻落实党中央、国务院有关中医药传承创新发展的战略部署，望京医院以"高水平中医医院建设项目"为契机，设立"名老医药专家学术经验传承"专项，成立丛书编写委员会，编撰"望京医镜"系列丛书。本套丛书旨在追本溯源、立根铸魂，挖掘整理名医名家经验，探寻中医名家传承谱系及其学术发展脉络，促进传承经验的多途径转化。丛书记录了诸多鲜活的医论、医案、医方，是望京医院中医名家毕生心血经验之凝结，且对中医药在现代医学体系中的价值进行了深入探讨和崭新诠释，推动了中医理论发展，是兼具传承性、创新性、实用性和系统性的守正创新之作，可以惠及后辈、启迪后学。

医镜者，"晓然于辨证用药，真昭彻如镜"，希望"望京医镜"丛书能让广大中医药工作者读后有"昭彻如镜"之感。相信本套丛书的出版能使诸多中医名家的经验成果、思想精髓释放出穿透岁月、历久弥新的光彩，为促进中医药学术思想和临床经验的传承，加快推动中医药事业传承创新发展、共筑健康中国贡献智慧和力量。

中国工程院院士
中国中医科学院院长

2024 年 10 月

# 朱 序

　　中医药学是中华文化智慧的结晶，在几千年与疾病的斗争中不断发展壮大，成为维护人类健康的重要力量。中医药的整体观念与辨证施治的思维模式具有丰厚的中国文化底蕴，体现了自然科学与社会科学、人文科学的高度融合和统一，这正是中医药顽强生命力之所在，也是中医药发挥神奇功效的关键。其实践历经数千年而不衰，并能世代传承不断发展，与经得起检验的良好临床疗效密不可分。

　　《"健康中国2030"规划纲要》明确提出要"充分发挥中医药独特优势"，弘扬当代名老中医药专家的学术思想和临床诊疗经验，推进中医药文化传承与发展。"望京医镜"系列丛书的编写正是我院推进中医药传承与创新的一项重要举措。

　　本套丛书的编写得到了中国中医科学院及望京医院各级领导的大力支持，涵盖骨与关节退行性疾病、风湿病、老年病、心血管病、肾病等专科专病，将我院全国名老中医、首都名中医等专家的临证经验、学术思想、用药经验、特色疗法等进行了挖掘与整理，旨在"守正创新、传承精华"，拓展中高级中医药专业技术人员的专业知识和技能，提升专业水平能力，更好地满足中医药事业传承发展需求和人民健康需要。

本套丛书不仅是对临床经验的系统梳理与总结，更是对中医药在现代医学体系中的价值进行的深入诠释与再认识。这些积累与研究，旨在推动中医药在专科专病方面取得更大的进展，并为现代医学提供更加广泛和深刻的补充与支持。

希望本套丛书能为中医药学术界提供启发，成为从事科学研究和临床工作的中医专业人员的有益参考，同时为患者带来更加有效的治疗方案，贡献中医药的智慧与力量。

中国工程院院士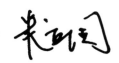

2024 年 9 月

# 孙 序

　　中医药学是中国古代科学的瑰宝，也是打开中华文明宝库的钥匙。习近平总书记号召我们中医药工作者要"把中医药这一祖先留给我们的宝贵财富继承好、发展好、利用好，在建设健康中国、实现中国梦的伟大征程中谱写新的篇章"。

　　中国中医科学院望京医院成立于 1997 年，秉承"博爱、敬业、继承、创新"的院训精神，不断发展，目前已经成为一所以中医骨伤科为重点，中医药特色与优势显著，传统与现代诊疗技术相结合的三级甲等中医医院。历任领导非常重视对名医学术思想的挖掘与传承工作。本次由望京医院组织编写的"望京医镜"系列丛书，就是对建院以来诸多名医名师临证经验和典型医案的全面总结。

　　本套丛书覆盖了中医临床多个学科，从临床案例到理论创新，都作了较为详尽的论述，图文并茂，内容丰富，在注重理论阐述的同时，也强调了临床实践的重要性；同时深入剖析了名医们的医术精髓，揭示其背后的科学原理与人文关怀。本套丛书汇聚了众多中医领域的权威专家学者参与编写，他们不仅学术造诣深厚，更在临床实践中积累了丰富的经验。正是由于这些专家的鼎力支持，本套丛书才既具有学术权威性，又贴近临床实际，具有很高的实用价值。

相信本套丛书的出版与发行必将对中医学科的传承发展大有裨益，愿为之序。


全国名中医
中国中医科学院首席研究员

2024 年 10 月

　　20 世纪 70 年代末，百废待兴、百业待举，为推广中西医结合治疗骨伤科疾病的临床经验，在周恩来总理、李先念副总理等老一辈党和国家领导人的关怀下，成立了中西医结合治疗骨关节损伤学习班，集结了冯天有、尚天裕等一批杰出的医学大家，随后成立了中国中医研究院骨伤科研究所（简称"骨研所"），全国中西医骨伤名家齐聚，开辟了以爱兴院、泽被苍生、薪火相传的新篇章。凡此种种，都发生在北京东直门海运仓的一座小楼内；但与这座小楼相距不过十余里的一片村落与田地中，有一所中医院校与一所附属医院也在冒芽待生。

　　当时，"望京"还是一片村落，并不是远近闻名的"北京发展最快区域""首都第二 CBD"，其中最核心的区域"花家地"还是一片农田，其命名来源是"花椒地"还是"苇家地"都已难以考证；但无论是"花家地"还是"花椒地"，地上种的究竟是不是花椒已不重要，人们对于这片土地的热爱与依赖，成为了这片土地能够留下名字的重要原因。20世纪80年代后期，花家地的"身份"迎来了360度转变，并在20世纪90年代一跃成为当时北京人口最密集、规模最大的居民区，唯一的现代化社区，曾被冠名为"亚洲最大的住宅社区"。其飞速发展和惊人变化，用"日新月异"来形容都略显寡淡。那田地中的院校，也从北京针灸学院更名为了北京针灸骨伤学院，成为了面向国内外培养中医针灸和骨伤科高级人才的基地；那田地中的医院，也建起了宏伟的大楼，满足着望京众多百姓的就医需求。1997年，中国中医研究院骨伤科研究所、北京针灸骨伤学院骨伤系、北京针灸骨伤学院附属医院合并，正式成立中国中医研究院望京医院，后更名为中国中医科学院望京医院。

时至今日，骨研所、骨伤系、附属医院的脉络赓续相传，凝聚成望京医院发展壮大的精神血脉，凝聚在"博爱、敬业、继承、创新"的院训精神中，更希望可以凝聚在一套可以流传多年、受益后人的文字之中，所以我们组织全院之力编纂了这套丛书，希望可以凝练出众多前辈的学术思想、医德仁术，为后生所用、造福患者。这套丛书汇集了尚天裕、孟和、蒋位庄、朱云龙、孙树椿等老一辈名医的经验，收录了朱立国、刘祖发、安阿玥、李浩、杨国华、肖和印、吴林生、邱模炎、张宁、陈枫、周卫、赵勇、胡荫奇、夏玉清、徐凌云、高峰、曹炜、程玲、温建民、魏玮等中生代名医的经验。丛书名为

"望京医镜"，医镜者，医者之镜也。我们希望通过著书立说，立旗设镜，映照出名老医药专家的专长疗法、学术思想、人生体悟，启示后人，留下时代画卷中望京医院传承脉络浓墨重彩的一笔，成为医学新生代可学可照之明镜，将"继承好、发展好、利用好"中医药传承创新落到实处。

丛书编写委员会

2024 年 10 月

# 前　言

　　李浩教授投身于中医临床实践与科学研究至今已三十五载，平日喜读中医经典，研习古代名医经验，临床擅用经方，对心脑血管病、更年期综合征、失眠、抑郁、焦虑及多种内科杂病的治疗独有建树，医术精湛，临证经验丰富。在作为全国中医临床优秀人才研修期间，曾跟师周文泉、翁维良等诸多现代名医，游学拜师朱良春等多名国医大师，结合自己临床实践积累了丰富的临证经验。吾等后学侍诊所记医案汗牛充栋，常获老师指导点拨，受益良多。遵"传承创新"理念，弘扬中医，继承名医经验和学术，谨编撰此册以期惠及更多中医学者。本书内容主要分为四个部分。

　　一、谈法论案　本部分主要介绍门诊治疗效果显著的疾病案例。案例治法方药完整，预后转归清晰，对疾病诊断的特异性症状或关键点、疑难点进行分析，对方药配伍运用经验的独特之处进行剖析。

二、经方论治　本部分主要介绍李浩教授运用经方诊疗的心得体会。李浩教授精研六经而擅重少阳，灵活运用柴胡剂等经方治疗各类疑难杂症。所选经方适应证详细，包含病种丰富，均附有具体的应用实例。可以进一步体悟经方构思巧妙、使用便捷的要诀，从而达到仲景"思过半矣"的境界。

三、巧论药对　本部分主要介绍李浩教授临床常用的药对组合。药对是高度把握药物性能后的再组合，通过充分利用两者的协同作用，达到提高处方疗效的目的。所选药对务在求实，突出临床实用性，可以作为调整处方加减的重要参考。主要内容包括归经功效、组合后产生的独特功效、适应证以及应用案例，着重分析了药对功效和适应证的对应关系，供医者临证灵活选用。

四、医话医论　本部分主要介绍李浩教授学习运用中医经典理论的思考体悟。从经典古籍出发，理论联系实际，将诊治过程中所见的证治规律和疑难困惑进行系统解读。主要内容涉及各家学说，结合临床体会，取众人之长以成一家之言，集中反映了李浩教授博览群书、敏思笃行的学术风格。

为便于读者进一步掌握李浩教授的学术思想，精简如下。

开阖枢机，独重少阳　李浩教授宗秦汉灵素之论，认为"一阳者，少阳也"，少阳得东方甲木升发之气，其藏最贵，总司表里开阖枢机。凡属疑难杂病、沉疴痼疾多由少阳失司，开阖不利，遂使气机郁滞。或化火热邪气则循经扰动，常见口苦咽干、头晕目眩、胁肋胀痛、带下经期异常；或克犯太阴脾土则运化失常，常见痞满、腹痛、泄泻等症。对于枢机不利者，治法宜疏达气机、和解少阳。常选用柴胡加龙骨牡蛎汤、柴胡桂枝干姜汤等基础方进行加减治疗，效果卓著。

斡旋升降，火郁发之　李浩教授采金元四大家之意，认为现代疾病多因郁而积、因郁而结、因郁而热，郁火是诸多病证的共同病理变化。其中，脾胃主司中焦升降，在体合肉，其华在唇，清气通于九窍。脾经郁火则九窍不通，脑为之眩，溲便为之变。又可于口唇舌面发为溃疡，于鼻窍发为鼻炎，殊难辨证。如见火郁大用寒凉之药，则更损伤脾胃气机，影响升清降浊功能，导致疾病反复发作。对于脾经郁火者，治法宜火郁发之，顺应火热之性。宣散透发，使脾胃气机恢复升降，常选用升阳散火汤、升降散等基础方进行加减治疗。

形神同调，气血并治　李浩教授借鉴"生物－社会－心理医学"模式，高度重视对患者精神心理方面的及时干预。现代社会的快节奏生活给中青年群体带来一定的精神压力，焦虑、抑郁、失眠、不宁腿综合征等心身疾病发病率逐年上升。与此同时，普遍久坐缺乏锻炼导致气血滞涩，筋骨不坚。中医养生理论倡导"精神内守""动静制宜"，通过节制欲望，规律作息，加强锻炼达到人体精神和形体的协调统一。在具体的治疗方面，李浩教授常选用夏枯草、栀子、合欢花等清降心肝之药，配以延胡索、香附、赤芍等活血通经之药。既能防止寒凉凝滞血脉，又能防止活血耗散神魂，共奏清心安神之功。

病证结合，与古为新　李浩教授运用病证结合的现代诊疗模式，致力于提高临床疗效水平。既保留原汁原味的中医辨证思维，又吸收借鉴现代医学的长处，真正做到"认得准，讲得清，治得好"。针对中医药防治老年痴呆的重点和难点，以基础研究为基点，注重结合临床，组织开展多项国家级课题，研发多项复方中药新药，为老年痴呆的中医药防治提供了较高水平的循证证据。

李浩教授常以"路漫漫其修远兮，吾将上下而求索"勉励众弟子勤奋求学，精研医术。本书是对李浩教授临证部分"效如桴鼓"案例的摘录，恐有遗珠之憾，故名之"拾遗"。希望本书能为读者带来一些治疗思路、临证思维方面新的启迪，共同为中医药伟大复兴而上下求索。

编　者

2024 年 8 月

# 目　录

# 第一章　谈法论案

## 潜"龙雷之火"治低热

"龙雷之火"首见于元代朱丹溪《格致余论》，"其所以恒于动，皆相火之为也。见于天者，出于龙雷，则木之气；出于海，则水之气也。具于人者，寄于肝肾二部，肝属木而肾属水也。胆者，肝之腑；膀胱者，肾之腑；心胞络者，肾之配；三焦以焦言，而下焦司肝肾之分，皆阴而下者也……此历指龙雷之火也"。肝肾同源，肾水既亏，肝失滋荣，肝中所寄雷火势必随肾中龙火上燔成燎原之势，此谓龙雷之火上炎。

患儿张某，女，11岁，学生，以"低热2个月余"于2010年6月7日经朋友推荐前来求治。家长述患儿于2个月余前不明原因出现面赤如烙，身紧头晕，脑中躁热，无恶寒，自测体温37.5～38.1℃，入寐诸症消，寤则症复，如此反复。家长极为怪奇其病状，曾于某儿童医院住院诊治1个月余，诊断不明，且多种类抗生素使用月余未效，后自行要求出院四处谋中医治疗亦无建树。来诊查舌脉见舌尖红，苔薄白，脉稍数而尺弱。辨为龙雷火动，浮阳上扰之证。以山药、石斛、生龙骨、生牡蛎、肉桂、甘草梢、淡竹叶处方 4 剂，日 1 剂水煎分 3 次服。后家长电话告知，服药 3 剂后病瘳，询是否继续服药，嘱续 4 剂。3 个月后与朋友谋面言患儿愈而未发。

《医贯·相火龙雷论》："龙雷何以五六月而启发，九十月而归藏？盖冬时阳气在水土之下，龙雷就其火气而居于下，夏时阴气在下，龙雷不能安其身而出于上。"此案病值五六月间，阴气在下，龙雷之火最易浮动，小儿又多属"稚阴稚阳之体"，舌尖红、脉稍数为心火上炎之象，龙雷之火上浮，故病作则面红赤如烙、脑中躁热；《灵枢·口问》："阳气尽，阴气盛，则目瞑；阴气尽，而阳气盛，则寤矣。"即阳入于阴则寐，阳出于阴则寤，故寐则阳归其宅而症消，寤则龙雷之火随阳出于阴而面赤如烙，身紧头晕，脑中躁热。药用山药、石斛以滋阴水，水盛而火灭；肉桂引火以归宅，生龙骨、生牡蛎潜镇浮火；甘草梢、淡竹叶可平稚阳之心火。原有从痰、风、食、郁之治不效者，未从龙雷火动论之。从龙雷浮火治之，正切中病机，服之即效。

（谭展飞　曹　宇）

# 温"阳微阴弦"治胸痹

"阳微阴弦"为胸痹病机,"夫脉当取太过不及,阳微阴弦,即胸痹而痛,所以然者,责其极虚也。今阳虚知在上焦,所以胸痹心痛者,以其阴弦故也",指出胸痹病机之本是上焦心阳气不足,下焦阴寒气较盛,而致阴寒邪气上袭阳位。阳微则阴气盛,阴盛则气血瘀滞,心为阳中之阳,君主之官,温煦百骸,故治当以温通为主。

患者白某,女,49岁,以"心前区发紧、隐痛反复发作半年"于2010年12月30日初诊。患者自述反复出现发作性心前区发紧、隐痛近半年,发作时有濒死感伴头晕、大汗出,每于发作时服速效救心丸、硝酸甘油等可使症状缓解,发作时间最长可达20多分钟,发作时自觉头脑清醒,曾有3次被急救车护送入院,院内多次检查均未见心脏器质性病变。因严重影响日常生活和工作而多处就医,以求根治,虽服中西药甚多,但多效若罔闻,遂前来求治。来诊症见,烦躁易怒,胸闷气短,眠差,易醒,记忆力减退,月经量多,后背不凉,纳一般,二便调。查舌脉见,舌质淡暗,苔白腻,脉弦细。既往有高血压病史,服药不详。辨为心阳亏虚、肝气郁滞之证,方用桂枝甘草汤加减,以桂枝、炙甘草、生龙骨、生牡蛎、合欢皮、玫瑰花、代代花、延胡索、赤芍、茯苓、薏苡仁处方14

剂。后于 2011 年 2 月 17 日因另有不适前来就诊，诉 28 剂药尽，已基本病愈，年后曾复发一次，但程度较轻，复服上药仍有效。心痹之疾已愈。

"心痹者，脉不通，烦则心下鼓，暴上气而喘"。本例患者之心痹为一本虚标实之证，发作性心脏不适、胸闷气短、舌暗为心阳不足，为本虚；烦躁易怒、眠差、脉弦细，为肝气郁滞，气滞则血瘀，进而造成气血运行的障碍，此为不通，为标实。不足和不通构成患者临床上的本虚标实表现。治疗上当以不足和不通，即本虚标实兼顾进行辨证论治。《伤寒论》："发汗过多，其人叉手自冒心，心下悸欲得按者，桂枝甘草汤主之。"方用桂枝、甘草振奋心阳，加生龙骨、生牡蛎治烦惊不安；合欢皮、玫瑰花、代代花疏肝解郁安神，延胡索"行血中之气滞，气中之血滞"，赤芍苦寒入肝、疏肝郁血滞，茯苓、薏苡仁健脾利湿。药尽心阳复振，气血通畅，药中病机，诸症得减。

【原文】

《伤寒论·辨发汗后病脉证并治》："发汗过多，其人叉手自冒心，心下悸欲得按者，桂枝甘草汤主之。"

**桂枝甘草汤方**

桂枝四两（去皮），甘草二两（炙）。

上二味，以水三升，煮取一升，去滓，顿服。

**【白话注解】**

发汗太过，出汗太多，致心阳虚弱，患者出现双手交叉覆盖心胸部位，心慌不宁，须用手按捺方感舒适的症状，用桂枝甘草汤主治。桂枝、甘草辛甘化阳，温通心阳，心阳得复，则心悸自平。

（杨 山 谭展飞 文嘉钰）

# 宗"柴胡桂枝汤"论治不宁腿综合征

患者和某，女，55岁，退休。以"双下肢酸困不适6年，加重5个月"于2010年10月28日初诊。患者自诉平素自觉双下肢酸困不适已6年余，近5个月来加重。每于夜间及休息时加重，严重影响睡眠，需按摩小腿方可入睡，凌晨2点后稍缓解，双下肢夜间怕凉，项背不舒，恶风，头皮疼痛，动辄汗出，口干口苦，喜饮，心烦，时有咽中不适，恶心欲吐，纳可，大便干，小便调。查舌脉见舌质红，苔白，根部略腻，脉弦细。辨为太少合病、营卫不和之证，治以和解少阳，调和营卫，疏以柴胡桂枝汤加减，以柴胡、桂枝、黄芩、竹茹、党参、生姜、大枣、白芍、川牛膝、怀牛膝、宣木瓜、小茴香、薏苡仁、陈皮、制附子、肉桂处方7剂。后于2010年11月25

日前来复诊，自诉服药后诸症减轻，刻下症见，项背发凉明显，恶风，纳可，大便干，查舌脉见舌质红，苔薄白，脉弦细。治疗仍以柴胡桂枝汤为主方，以柴胡、黄芩、党参、生姜、大枣、桂枝、白芍、炙甘草、大黄、枳实、陈皮、宣木瓜、川牛膝、怀牛膝、葫芦巴、仙灵脾、仙茅处方7剂。患者服上方1个月后，诸症痊愈。

依据患者临床表现，辨属不宁腿综合征，又称不安腿综合征，其病应属中医"痹证""痉病""腿挛急"等病范畴。"厥气生足悗，足悗生胫寒，胫寒则血脉凝涩"，《伤寒杂病论》中所描述的"血痹""痉病""腿挛急"等亦与本病的表现相似。明·薛己《内科摘要》中"夜间少寐，足内酸热。若再良久不寐，腿内亦然，且兼腿内筋似有抽缩意，致二腿左右频移，展转不安，必至倦极方寐"更详细描述了本病症状。

本病的外因为风、寒、湿诸邪客于经脉，致隧道不利，气血运行不畅，肌肉筋脉失于濡养，内因为正气不足，筋肉失养。患者由营卫气虚引起，营气虚则不仁，卫气虚则不用，营卫俱虚则不仁且不用。太阳营卫不和，日久传入少阳，但表邪留恋，正邪相争，筋脉失于濡养，邪壅太阳经络，故见双下肢酸软不适、项背不舒；营卫不和，故汗出；少阳枢机不利，胆热犯胃，胃气上逆，故恶心欲吐。治以和解少阳，调和营卫，方选柴胡桂枝汤加减。

《伤寒论》第146条中说："伤寒六七日，发热微恶寒，支节烦疼，微呕，心下支结，外证未去者，柴胡桂枝汤主之。"正如《医门棒喝》所言："此小柴胡与桂枝汤合为一方也。桂枝汤疏通营卫，为太阳主方；小柴胡和解表里，为少阳主方。因其发热微恶寒，肢节烦疼之太阳证未罢，而微呕，心下支结之少阳证已现，故即以柴胡为君，使少阳之邪开达，得以仍从太阳而解也。少阳证必呕，而心下支结，逼近胃口，故小柴胡用参、姜、夏，通胃阳以助气，防其邪之入府也。然则虽曰和解，亦为开达驱邪之法，故可仍从汗解。"

方中加用川牛膝、怀牛膝走而下行，强筋骨；木瓜舒筋活络，入肝益筋走血，上药共用，治疗双下肢不适有特效；附子、肉桂温阳，并引药下行。诸药合用，共奏和解少阳、调和营卫之功，使血脉合利，筋脉得养，诸症尽消。

【原文】

《伤寒论·辨太阳病脉证并治下》："伤寒六七日，发热微恶寒，支节烦疼，微呕，心下支结，外证未去者，柴胡桂枝汤主之。"

**柴胡桂枝汤方**

桂枝一两半（去皮），黄芩一两半，人参一两半，甘草一两（炙），半夏二合半（洗），芍药一两半，大枣六枚（擘），生姜一两半（切），柴胡四两。

上九味，以水七升，煮取一升，去滓。温服一升。

## 【白话注解】

外感病六七天，发热，微微怕冷，四肢关节疼痛，微微作呕，胸脘部满闷如物支撑结聚，表证还未解除的，用柴胡桂枝汤主治。此太阳少阳并病而证候俱轻，治以太少两解之法，以小柴胡汤、桂枝汤各取半量，合为柴胡桂枝汤。

（韩淑花　谭展飞　文嘉钰）

# 条达"少阳枢机"论治失眠

患者王某，女，71 岁，退休，以"失眠 4 年，加重 6 个月"于 2009 年 10 月 18 日初诊。自诉因情志不遂、心烦不宁而致入睡困难 4 年，多为整夜不能入睡，偶可入眠 3～4 小时，亦梦扰重重，苦不堪言。既往于多处服中药治疗未效，今年四月因"冠脉综合征"放置支架手术后，失眠症状加剧。来诊症见但头汗出，太息不止，胸满烦惊，口苦口渴，倦怠乏力，胃中空感，喜冷饮食，后背酸痛，偶有恶心，小便不利，大便干，舌红，苔白腻少津，脉弦细。

辨为气火交阻、犯及阳明之证，治以疏肝清热，和胃降逆，佐以安神之法。以柴胡、茯苓、茯神、大黄、生姜、大枣、党参、黄芩、生龙骨、生牡蛎、桂枝、代赭石、清半夏、合欢皮、远志、磁石处方 7 剂。

后于 2009 年 10 月 26 日复诊，自诉睡眠明显好转，夜间可入睡 6 个小时，仍梦多，流泪（青光眼），时有头痛，背痛，口干、鼻干、呃逆，无口苦恶心，大便干，查舌见舌质暗红中有裂纹、苔黄少津，脉细数。辨为少阳阳明合病，调方为柴胡加龙骨牡蛎汤加减，以柴胡、茯苓、茯神、大黄、生姜、党参、黄芩、代赭石、生龙骨、生牡蛎、赤芍、白芍、玄参、炒酸枣仁、炙甘草、川芎、莲子心处方 7 剂。并予加味逍遥丸善后 1 个月，诸症皆愈。

人之寤寐与营卫气血阴阳的循环关系密切，阳入于阴则寐，阳出于阴则寤，"气至阳而起，至阴而止""夜半而大会，万民皆卧，命曰合阴"。今之治失眠者，多不脱心神论之，鲜有从气机运转角度考虑者。

少阳乃营卫气血阴阳运转之枢纽，少阳枢机不利则气机不能条达，阳不入阴而致失眠。本案因少阳受邪，胆木失荣，痰热聚膈，上扰心神，肝主魂，与少阳胆相表里，胆火扰魂，魂魄不宁，故梦多；胆郁不舒，故喜叹息；头汗多，胃中空感，喜冷饮食，后背酸痛，偶有恶心，大便干，舌红，苔白腻少津，均为阳明有热之象。此即少阳阳明合病，治疗宗"木郁达之""火郁发之"的原则，选柴胡加龙骨牡蛎汤加减。其方义正如《绛雪园古方选注》所云："柴胡引升阳药以升阳；大黄引阴药以就阴；参、草助阳明之神明，即所以益心虚也；茯苓、半夏、生姜启少阳三焦之枢机，即所以通心机也；龙骨、牡蛎入阴安神，镇东方甲、乙之魂，即所以镇心惊也；龙、牡顽纯之质，佐桂枝即灵；邪入烦惊，痰气固结于阴分，用铅丹即坠。至于心经浮越之邪，借少阳枢转出于太阳，即从兹收安内攘外之功矣。"现多以代赭石代替铅丹以重镇潜阳安神，加合欢皮解郁安神，远志安神化痰，磁石助代赭石重镇安神，诸药合用，共奏重镇安神之功。

## 【原文】

《伤寒论·辨太阳病脉证并治法中》："伤寒八九日，下之，胸满烦惊，小便不利，谵语，一身尽重，不可转侧者，柴胡加龙骨牡蛎汤主之。"

### 柴胡加龙骨牡蛎汤方

柴胡四两，龙骨、黄芩、生姜（切）、铅丹、人参、桂枝（去皮）、茯苓各一两半，半夏二合半（洗），大黄二两，牡蛎一两半（熬），大枣六枚（擘）。

上十二味，以水八升，煮取四升，内大黄，切如碁子，更煮一两沸，去滓。温服一升。

## 【白话注解】

外感病八九天，误用攻下，出现胸部满闷、烦躁惊惕不安、小便不通畅、谵语、全身沉重、不能转侧的，用柴胡加龙骨牡蛎汤主治。本方由小柴胡汤去甘草，加龙骨、牡蛎、桂枝、茯苓、铅丹、大黄而成，寒温同用，攻补兼施，安内解外，使表里错杂之邪得以解除。

（谭展飞　文嘉钰）

# 宗"高者越之"之法以治失眠

患者翟某，女，57岁，以"失眠3年，加重1个月"于2010年1月14日初诊，自诉其失眠以入睡困难为主，头晕，前额、巅顶处最为明显，伴有颈项酸软，腰部酸沉疼痛，口苦，心烦，无胸闷，无胁肋胀满疼痛，晨起无呕恶，既往有糖耐量异常病史，舌质红，苔薄白，脉沉。辨为心阴不足、胆火上炎之证，治疗方用栀子豉汤、小柴胡汤、四物汤及二至丸加减，以炒栀子、淡豆豉、柴胡、黄芩、生地黄、当归、白芍、川芎、清半夏、女贞子、墨旱莲、玫瑰花、合欢花、合欢皮、珍珠母、龙齿、炒酸枣仁处方14剂。后于2010年2月11日复诊，自诉服药14剂后睡眠有明显改善，可由夜间11点睡至早上5点，头晕减轻，腰痛明显缓解，小便正常，大便稍干，伴有周身酸痛乏力，咽喉部疼痛不适，舌质淡红，苔薄白，根部腻，脉沉弱。调整方药，以炒栀子、淡豆豉、柴胡、黄芩、干姜、桂枝、生龙骨、生牡蛎、天花粉、大黄、玫瑰花、合欢花、合欢皮、龙齿、夜交藤、车前子处方7剂。后诸症皆愈。

本案失眠为阴虚而致。根据患者的临床表现不难看出，患者的主要病机是血虚，血虚清窍失养，故见头晕；血归属于阴，疾病发生的根本在于阴阳失调，阴虚不能制阳，虚阳亢扰，阳不入阴则失眠；心阴不足则见心烦，患者颈项酸软及腰部发沉、酸痛皆为血虚经络失于滋润濡养造成的；舌质红，苔薄白，脉沉，亦提示该例患者阴虚的病机所在；口苦，是胆火上炎的结果。胸膈位于上焦，无形之热被郁阻于胸膈，气机不畅，郁而发热。无形之热，既不能外达而解，又不能下行传之于胃，必熏蒸于上，蒸迫心包，内扰于心。心为君主之官，主神志，若被热扰，轻则烦闷不舒，难以入睡，重则谵语。热伏于里，阳入于阴，人才得眠，今虚热浮越于上，故不得眠，虚热结于胸中，火郁而发病也。以"其高者，因而越之"的治疗大法，用栀子豉汤以吐胸中之邪。方中炒栀子苦寒，色赤入心，泄热除烦，降中有宣，经曰"酸苦涌泄为阴"，涌者，吐之也，涌吐虚烦，必以苦为主，是以炒栀子为君。淡豆豉苦能清热，腐能胜焦，升散调中，宣中有降，助炒栀子以吐虚烦也，二药相合，共奏清热除烦之功；生地黄、当归、白芍、川芎养血活血以治本；柴胡、黄芩、半夏是小柴胡汤中的主要药物，在此用以阻截病邪向少阳发展之趋势。因患者年过半百，气血虚弱，阴虚为本，波及肝肾，故用二至丸（女贞子、墨旱莲）以滋阴补肝肾；玫瑰花、合欢花疏肝理气，使气机通达；珍珠母、龙齿、炒酸枣仁从心肝肾三脏安神志。《黄帝内经》曰："气有高下，病有远近，证有中外，治有轻重，适其所以为治，依而行之，所谓良矣。"以上方证结合是对《黄帝内经》上述理论的最好阐述。

【原文】

《伤寒论·辨太阳病脉证并治法中》："发汗后，水药不得入口为逆，若更发汗，必吐下不止。发汗吐下后，虚烦不得眠，若剧者，必反复颠倒，心中懊侬，栀子豉汤主之。"

**栀子豉汤方**

栀子十四个（擘），香豉四合（绵裹）。

上二味，以水四升，先煮栀子，得二升半，内豉，煮取一升半，去滓，分为二服，温进一服，得吐者，止后服。

【白话注解】

发汗以后，出现服药即吐，水药不能下咽的，是误治的变证。如果再进行发汗，一定会出现呕吐、腹泻不止的症状。发汗，或涌吐，或泻下以后，无形邪热内扰，出现心烦不能安眠，严重的就会出现心中烦闷尤甚，翻来覆去，不可名状，用栀子豉汤主治。本方两药相伍，清中有宣，宣中有降，为清宣胸中郁热，治虚烦懊侬之良方。

（高　磊　谭展飞　文嘉钰）

# 疏以五痹汤论治着痹一则

患者董某，女，61岁，退休工人。以"活动后下肢疼痛2个月余"于2021年12月22日初诊。患者2个月余前受凉感冒输液后出现活动后腿疼，每于上楼梯时加重，休息后缓解，关节无红肿，形体偏胖，双手略有麻木，平素有冠心病病史，时有心痛，胸闷憋气，口干，眠可，纳少，二便调，舌质暗红，苔白略腻，脉缓。辨为湿邪阻络、闭阻气血之证，治宜活血化湿通络，疏以五痹汤加减，以姜黄、炒白术、防己、羌活、炙甘草、茯苓、桂枝、生黄芪、生姜、延胡索、生薏苡仁、威灵仙、木瓜、川牛膝、白花蛇舌草处方7剂。

1周后复诊，自诉服药后手麻腿痛好转，时有心痛，发作时放射至肩部、腋窝，每因情绪不调诱发，二便调，舌质暗红，苔白，脉缓。前方去生姜，加枳实、炙鳖甲、合欢花、玫瑰花处方7剂，后随访患者诉药尽症消。

结合患者临床表现，辨为着痹，"风寒湿三气杂至，合而为痹也。其风气胜者为行痹，寒气胜者为痛痹，湿气胜者为着痹也"，痹证之为病多由人体正气不足，邪气侵袭，风寒湿三气杂至，气血经络为病邪所阻，营卫不利而致。本例患者素体气虚血瘀，因感冒输液后诱发湿邪内生，下注关节，气血运行不畅，筋脉失养，故见关节疼痛、双手麻木；气滞血瘀，胸中气机不畅，故见心痛、胸闷；脾虚运化失调，故见纳少；舌暗红，苔白略腻，脉缓均为血瘀湿邪内阻之象，故治以活血利湿通络，方选《太平惠民和剂局方》之五痹汤加味。五痹汤又称"舒经汤"，主治风寒湿邪客留肌体，手足缓弱，麻痹不仁，或气血失顺，痹滞不仁。羌活散太阳之寒以利关节，白术燥太阴之湿以运脾元，防己泻湿热，甘草缓中州，生姜散寒邪以温胃，姜黄行手臂以除麻，且以鼓舞诸药之力，则寒湿可去，缓弱可伸，何麻痹之不除也哉。此建中祛湿之剂，为手足麻痹缓弱之专方。方中加用桂枝、黄芪、生姜，寓黄芪桂枝五物汤之意，益气活血、温经通络；延胡索活血止痛；生薏苡仁清热利湿；威灵仙、白花蛇舌草清热解毒，通利关节；木瓜、川牛膝利湿，并引诸药下行，诸药合用，共奏活血化湿通络之功。二诊患者关节疼痛及手麻均有明显好转，另因情志不调引起心痛，故加用玫瑰花、合欢花疏肝理气，以"安五脏，和心志，令人欢乐忘忧"，以枳实、炙鳖甲抑肝，7剂而获痊愈。四诊合参，详审病机，辨证施治得当，中病得效亦非难事。

## 【原文】

《太平惠民和剂局方》："治风寒湿邪，客留肌体，手足缓弱，麻痹不仁；或气血失顺，痹滞不仁，并皆治之。"

### 五痹汤

片子姜黄（洗去灰土），羌活、白术、防己（各一两），甘草（微炙，半两）。

上咀。每服四钱重，水一盏半，生姜十片，煎至八分，去滓。病在上，食后服；病在下，食前服。

## 【白话注解】

五痹汤主要用于治疗风寒湿邪痹阻肌体所致的手足关节运动迟缓、肌肤麻木不仁；或气血运行不畅，肌体失于濡养所引起的肢体痹滞不仁等。方中姜黄行手臂以除麻，且具鼓舞诸药之力，羌活散太阳之寒以利关节，白术燥太阴之湿以运脾元，防己泻湿热，甘草缓中州，诸药合用，则寒湿可去，缓弱可伸，痹证易除。此建中祛湿之剂，为手足麻痹缓弱之专方。

（谭展飞　文嘉钰）

# 燮理阴阳治汗出验案一则

患者张某，女，60岁，以"汗出多年"于2019年4月30日首诊，自诉数年前生产后体虚而致汗出，而后多年未见缓解，来诊症见动则周身汗出，上肢、头部为甚，下肢较少，汗出后后背畏寒。时有眠差，每于寅时易醒，醒后难以入寐，不食冷饮，口苦，小便略黄，大便溏薄。查舌脉见：舌质暗红，苔薄略黄，脉沉弦。辨为卫阳不固、阴津不足，兼有上焦郁热之证。治以燮理阴阳，固表止汗，兼清上焦郁热，方拟桂枝加附子汤合栀子豉汤加减，以桂枝、白芍、生姜、甘草、大枣、炮附子（先煎）、生黄芪、党参、炒栀子、淡豆豉、茯神、薏苡仁、淡竹叶处方7剂。

2019年5月6日复诊诉服药7剂后汗出减少，后背畏寒感减轻，夜寐见好，大便溏薄较初次就诊时好转，舌暗红，苔薄黄。患者症状减轻，但仍有轻微汗出，本次治疗仍以调和营卫、温阳固表为主，方用桂枝加附子汤合玉屏风散加减。以桂枝、白芍、生姜、甘草、大枣、炮附子（先煎）、牡丹皮、赤芍、炒栀子、炙麻黄、生黄芪、炒白术、防风、肉桂处方7剂。

2019年5月12日三诊自诉服药7剂后汗出减少，活动后以胸后背为甚，后背畏风、发凉转好，时有手足心发热，夜寐佳，近1周来易感乏力，大便溏薄，舌暗红，苔薄白，脉沉弦。本次复诊，患者症状有减，而气虚之象明显。调方以补中益气汤合四物汤加减，以党参、炙甘草、炒白术、当归、炙黄芪、陈皮、升麻、柴胡、白芍、生地黄、川芎、桃仁、炒栀子、麻黄根处方7剂。

2019年5月18日四诊自诉汗出消失，唯有过度活动或紧张后汗出明显，后背畏寒畏风基本消失，口干，大便可，咳嗽时小便出，舌暗红，苔薄白，脉沉弦。治以温煦肾阳，从本巩固。方用二仙汤加减，以仙茅、淫羊藿、当归、知母、黄柏、柴胡、升麻、生黄芪、巴戟天、麻黄根、桂枝、白芍、肉桂、党参、黄连处方7剂。后随访，汗出已愈，诸症皆消。

　　本病辨属中医"汗证"范畴，汗证多分虚实，实者内热蕴久，蒸津外泄，卫阳不固，汗出不止致阴液不足；虚者则为卫阳不固，表阳虚损而致卫阳不固，津液外泄。"气为汗之主导，气帅津行而为阳"，本案中患者产后气血不足汗出多年，且恶风寒，"营气衰少而卫气内伐"致汗出虚证。汗出日久，阴阳两虚，虚热内生，郁于胸膈，扰乱心神，故又见夜眠不安，上半身及头部汗出为主，方用桂枝加附子汤合栀子豉汤加减。桂枝加附子汤由桂枝汤加炮附子一枚，并重用甘草而成。桂枝汤调和营卫、解肌祛风，附子温经复阳、固表止汗，使阳生而阴长。用栀子豉汤宣散胸膈郁热。又加黄芪、党参益气固表；薏苡仁、淡竹叶可利湿清热。二诊时，患者汗出、怕冷等症状均有好转，治疗仍以桂枝加附子汤，意在调和营卫，温阳固表，又合玉屏风散以益气固表，加肉桂以增强温补肾阳之力。因患者舌质暗红，为血分郁热之象，故方中加牡丹皮、赤芍以清热凉血。三诊时，患者症见乏力、口干、大便溏，为脾气虚弱、生化乏源、气血两虚的表现；血虚阴亏、虚热内生而致五心烦热。方用补中益气汤合四物汤加减，既可固表止汗，又可养血和营。又用麻黄根，取其敛汗固表之功。四诊时，患者的症状已基本缓解。附子辛热温煦，有通行十二经脉、回阳救逆之功，但附子为大毒之品，不宜长期服用，故以二仙汤代附子温补肾阳，仍以桂枝配芍药调和营卫，生黄芪益气固表，麻黄根收敛固涩。终汗消症减，未见复发。

## 【原文】

《伤寒论·辨太阳病脉证并治上》："太阳病，发汗，遂漏不止，其人恶风，小便难，四肢微急，难以屈伸者，桂枝加附子汤主之。"

### 桂枝加附子汤方

桂枝三两（去皮），芍药三两，甘草三两（炙），生姜三两（切），大枣十二枚（擘），附子一枚（炮，去皮，破八片）。

上六味，以水七升，煮取三升，去滓，温服一升。本云：桂枝汤，今加附子。将息如前法。

## 【白话注解】

太阳病，发汗，以致汗出太过而淋漓不止，患者有怕风、小便量少而不畅、手足轻微拘急、屈伸不自如的情况，应当用桂枝加附子汤治疗。原文中"发汗""遂漏不止"为伤阳之因，"恶风，小便难，四肢微急，难以屈伸"等为漏汗之果，以桂枝汤调和营卫，加附子温经扶阳，对汗伤卫阳而表不解者有较好疗效。本方亦可作为扶阳解表的代表方，用于治疗老年人阳虚感冒。

（谭展飞　文嘉钰　张　震）

# 基于经方论治湿热困脾之证

患者高某，男，51岁，以"无诱因鼻头皮肤泛红伴痞满1个月余"于2009年12月10日初诊。患者1个月余前无明显诱因出现鼻头皮肤泛红，时痒，遇热加重，无鼻塞。同时兼有脘腹痞闷，矢气，按揉可缓解，心胸烦热，眠不实，多梦，口苦，口干不欲饮，夜间手脚凉，大便稀，无规律，每天2次或2~3天1次，舌红，苔白腻，脉弦数。辨为无形之热郁于心胸、脾胃升降失常、寒热错杂之证，治以清宣郁热除烦、和中降逆消痞。当宗《伤寒论》"半夏泻心汤"与"栀子豉汤"之法加减，以黄连、黄芩、干姜、党参、清半夏、炙甘草、大枣、炒栀子、淡豆豉、枳实、炒白术、草薢、厚朴、紫苏梗、细辛处方7剂。

1周后复诊，患者鼻头皮肤泛红好转，颜色减轻，痞满好转，大便仍无规律，口苦，口干不欲饮，时有胸胁胀，乏力，腰痛，眠不实，多梦，舌淡红，苔薄黄，脉沉细。调方用小柴胡汤和解少阳、条达枢机，以柴胡、黄芩、清半夏、党参、炙甘草、大枣、生姜、陈皮、炒白术、茯苓、茯神、干姜、细辛、白芷、枳实处方7剂，巩固善后，后随访诸症已愈。

患者鼻头泛红，"鼻为脾之部，居中属土，其色黄。……鼻头色赤主肺脾实热"，加之患者同时兼有脘腹痞闷，矢气，故辨为湿热内蕴，困阻脾胃，气机不利所致。本案为无形之热郁于心下、脾胃升降失常、寒热错杂于中之证，"心下"位居中焦，乃阴阳气机升降之要道。无形之热阻于心下胸中，气机升降受阻，则胃脘之位发生痞塞，湿热蕴阻脾胃，在外表现出鼻头红之脾胃热证。火为阳邪，郁于胸中则心胸烦热，上扰于心则眠不实、多梦。然患者同见手脚凉、大便稀、苔白腻等寒象，故本病并非一派火热之证，而为寒热错杂于中，正取半夏泻心汤与栀子豉汤合而用之。方中半夏和胃降逆止呕，合干姜之辛温，温中散寒，消痞结；黄连、黄芩苦寒泄降，清热和胃，泄其满；栀子苦寒，清透郁热，解郁除烦；淡豆豉气味轻薄，既能解表宣热，载栀子于上，又能和胃降气于中，加用萆薢祛湿以化白腻之苔，紫苏梗理气宽中，细辛散寒。服药后，邪去复为半表半里之间，《伤寒论》云"伤寒五六日，呕而发热者，柴胡汤证具，而以他药下之，柴胡证仍在者，复与柴胡汤"，故再用小柴胡汤和解少阳，条达枢机，巩固善后，则邪尽去而病愈。

**【原文】**

《伤寒论·辨太阳病脉证并治下》："伤寒五六日，呕而发热者，柴胡汤证具，而以他药下之，柴胡证仍在者，复与柴胡汤。此虽已下之，不为逆，必蒸蒸而振，却发热汗出而解。若心下满而硬痛者，此为结胸也，大陷胸汤主之；但满而不痛者，此为痞，柴胡不中与之，宜半夏泻心汤。"

《金匮要略·呕吐哕下利病脉证治第十七》："呕而肠鸣，心下痞者，半夏泻心汤主之。"

**半夏泻心汤**

半夏半升（洗），黄芩、干姜、人参、甘草（炙）各三两，黄连一两，大枣十二枚（擘）。

上七味，以水一斗，煮取六升，去滓，再煎，取三升，温服一升，日三服。

## 【白话注解】

伤寒已经五六天，呕吐而又发热，柴胡汤证已齐备的患者，反而被医生用其他药攻下后，如果柴胡证仍然存在，可再服柴胡汤治疗。虽然已用过攻下药，也不为误治，但再服柴胡汤必定会剧烈寒战，然后发热出汗而病愈。如果见有胃脘部胀满而硬痛的，则已成结胸证，应当用大陷胸汤治疗。攻下以后只感觉满闷而不疼痛的，是痞证，不能再用柴胡汤，宜用半夏泻心汤治疗。原文解释了柴胡汤证误下后有三种病变，其中重点讲述了结胸证与痞证的鉴别：心下满而硬痛者为结胸，满而不痛者为痞。痞证为客邪因虚而内陷，可用半夏、干姜之辛散其结；黄连、黄芩之苦泄其满；参、草、枣者，补中益气，而助其脾胃恢复升降之能。

患者呕吐而肠中蠕动有声，心下痞满，用半夏泻心汤主治。本条的主症是呕吐、肠鸣、心下痞。呕吐是由于胃气虚寒，浊邪干胃，胃失和降。肠鸣是中焦虚寒，浊邪干清，脾气下陷，故肠鸣有声。心下痞，即胃脘部痞塞满闷，因中焦阳虚，寒热互结，胃不降浊，脾失健运所致。以上皆由寒热错杂、痞塞中焦、升降失常所致，所以用半夏泻心汤主治，充分体现了攻补兼施、寒温并用、辛开苦降的治法。本方常用于治疗慢性胃炎、功能性消化不良、十二指肠溃疡、溃疡性结肠炎等胃肠道疾病。

## 【原文】

《伤寒论·辨太阳病脉证并治中》："伤寒五六日，中风，往来寒热，胸胁苦满，默默不欲饮食，心烦喜呕，或胸中烦而不呕，或渴，或腹中痛，或胁下痞硬，或心下悸、小便不利，或不渴、身有微热，或咳者，小柴胡汤主之。"

《伤寒论·辨太阳病脉证并治下》："伤寒五六日，头汗出，微恶寒，手足冷，心下满，口不欲食，大便硬，脉细者，此为阳微结，必有表，复有里也。脉沉，亦在里也。汗出为阳微。假令纯阴结，不得复有外证，悉入在里，此为半在里半在外也。脉虽沉紧，不得为少阴病，所以然者，阴不得有汗，今头汗出，故知非少阴也。可与小柴胡汤；设不了了者，得屎而解。"

《伤寒论·辨太阳病脉证并治下》："妇人中风七八日，续得寒热，发作有时，经水适断者，此为热入血室，其血必结，故使如疟状，发作有时，小柴胡汤主之。"

## 小柴胡汤

柴胡半斤，黄芩三两，人参三两，半夏半升（洗），甘草三两（炙），生姜三两（切），大枣十二枚（擘）。

上七味，以水一斗二升，煮取六升，去滓，再煎取三升，温服一升，日三服。若胸中烦而不呕者，去半夏、人参，加栝楼实一枚。若渴，去半夏，加人参合前成四两半，栝楼根四两。若腹中痛者，去黄芩，加芍药三两。若胁下痞硬，去大枣，加牡蛎四两。若心下悸、小便不利者，去黄芩，加茯苓四两。若不渴、外有微热者，去人参，加桂枝三两，温覆微汗愈。若咳者，去人参、大枣、生姜，加五味子半升、干姜二两。

## 【白话注解】

伤寒或中风已经五六日，寒热交替发作，因胸胁满闷而痛苦，心中郁闷不爽而不思饮食，心烦而好呕恶，有的兼有胸中烦而不呕，有的兼有口渴，有的兼有腹部疼痛，有的兼有两胁满闷而气结不通，有的兼有心下悸、小便不利，有的兼有口不渴，身体却有轻微发热，有的兼有咳嗽，应当用小柴胡汤治疗。本条主要论述小柴胡汤主治证候与或然症的处理。邪气壅于少阳之经，故胸胁苦满；邪气郁于少阳之腑，胆气犯胃，胃失和降，故默默不欲饮食，心烦喜呕。小柴胡汤为和解表里之主方，主治"半在表半在里"之证候。柴胡与黄芩配伍，外解半表之邪，内清半里之热，故而和解少阳；半夏、生姜调理胃气，降逆止呕；人参、甘草、大枣益气和中，扶正以助祛邪。小柴胡汤寒温并用，升降协调，扶正祛邪，有疏利三焦，宣通内外，调达上下，和畅气机之功，可应用治疗三焦气郁之诸多疾病。

伤寒已经五六天，头部出汗，轻微怕冷，手足发凉，心脘满闷，口不欲进食，大便秘结，脉细，这是阳微结。必然是有表证，又有里证。脉沉也是里证的表现，头汗出是阳微结，假如是单纯阴结证，就不应当还有表证，而应该全是里证，现在的病证是半在里半在表。脉象虽然沉紧，也不能认为是少阴病，之所以这样说，是因为阴证不能有汗，现在头部出汗，所以知道不是少阴病，可给服小柴胡汤。如果服药后还感到不适，设法使大便通畅而病可愈。本条论小柴胡汤治疗阳微结病证。阳微结证而里有郁热，血气不能达于四末，故手足冷；气机不调于内，故心下满，不欲食，大便硬，脉沉而细。较之阳明腑实燥结之证，此证热结尚轻，表证未解，故称"阳微结"。热虽结于里但病势轻浅，汗下之法均非所宜，可与小柴胡汤和解表里，调整肠道气机，从而恢复正常的排便。

妇女患太阳中风，已经七八天，又出现恶寒发热，而且发作有定时，经水恰巧在此时停止，这就是热入血室证。邪热与血结滞，所以才出现寒热如疟，而且发作有一定的时间规律，应当用小柴胡汤治疗。本条论述小柴胡汤治疗热入血室证。小柴胡汤导未行之血，清已结之热，全赖疏利三焦，和解少阳之力。本方亦可作为调经安神的备选方，用于治疗围绝经期综合征及其他精神类疾病。

（王晓宁　谭展飞　文嘉钰　张　震）

## "脾升胃降"论治饥时寒呃

患者李某，女，53岁，以"呃逆不止4个月余"于2011年3月31日初诊。患者自诉4个月余前出现每于饭前呃逆不止，发作至今。自觉饥饿感时即呃逆不止，声短而频，不能自制，但无碍饮食，且进食自愈，如此迁延反复发作，原因未明，多处谋求中西药治疗，但多服药即止，停药复发，不堪其扰，遂前来求治。患者平素怕冷，不喜食寒凉之物，食凉即感胃脘不适，纳一般，二便调，来诊查舌质淡有齿痕，苔白，脉细。辨为脾失健运、胃气上逆证，治则健脾和胃，降逆止呃。以党参、炒白术、茯苓、炙甘草、大枣、桂枝、干姜、旋覆花、代赭石、丁香、合欢皮7剂，日1剂水煎分午晚2次服。后于2011年4月7日，因另病而来就诊，自诉服药后呃逆已止，愈而未发。

《证治汇补·呃逆》中将呃逆分为火、寒、痰、虚、瘀五类，并提出治以降气和胃。本案患者每于饭前呃逆，患者胃脘不舒，喜热食，平素畏寒，此为阳虚有寒，寒邪乘虚蕴蓄于胃，胃失和降，胃气上逆，上冲于喉，应归属于"寒呃"范畴。《丹溪心法·咳逆》曰："咳逆为病，古谓之哕，近谓之呃，乃胃寒所生，寒气自逆而呃上。"脾阳被抑，脾气虚弱，故见舌淡苔白齿痕，脉细，此为虚。脾宜升则健，胃宜降则和，故方以四君子汤合旋覆代赭汤加减。方中人参、白术、茯苓共奏益气健脾之功；甘草、大枣调缓其中，以补胃气。方用旋覆花、代赭石以增重镇降逆之功；干姜易生姜"守而不走"，温中以祛寒气，兼制代赭石的寒凉之性，使其镇降气而不伐胃，桂枝、干姜又相互为使，通阳化阴、温阳健脾，加强温中祛寒之功。且桂枝有交通上下之用，可促升降有序。《本草正》称丁香"温中快气。治上焦呃逆，除胃寒泻痢、七情五郁"，可温中降逆。合欢皮安和五脏，安神解郁。以四君补脾之虚，同时加入温养之品以暖脾胃之寒，加入降逆之品以镇逆气治标。脾气得健，中焦得温，胃气得和，气机通畅，呃逆自止，其效速显。

## 【原文一】

《圣济总录·水气遍身肿满》篇："治水气渴，腹胁胀满，白术汤方。"

### 白术汤方（四君子汤）

白术，赤茯苓（去黑皮），人参，甘草（炙）。

上四味等分，粗捣筛。每服五钱匕，水二盏，煎一盏半，去滓温服。

## 【白话注解一】

四君子汤主要用于治疗水气遍身，腹胁肿满而口渴。脾主运化，胃主受纳，五脏六腑、四肢百骸皆赖其所消化转输的水谷精微以充养之，故被称为后天之本，气血生化之源。若脾胃气虚，健运失职，胃纳不振，则饮食减少，大便溏薄，水气漫肿；气血生化不足，脏腑组织器官失于濡养，以致脏腑怯弱。正如《素问·太阴阳明论》说："四肢皆禀气于胃，……今脾病不能为胃行其津液，四肢不得禀水谷气，气日以衰，脉道不利，筋骨肌肉，皆无气以生，故不用焉。"本方甘温平和，补而不滞，利而不峻，冲和平淡，常用于慢性萎缩性胃炎、十二指肠溃疡、乙型肝炎、慢性肾炎、恶性肿瘤晚期等脾胃气虚之证。

## 【原文二】

《伤寒论·辨太阳病脉证并治下》篇："伤寒发汗，若吐若下，解后心下痞鞭，噫气不除者，旋覆代赭汤主之。"

### 旋覆代赭汤

旋覆花三两，人参二两，生姜五两，代赭石一两，甘草三两（炙），半夏半升（洗），大枣十二枚（擘）。

上七味，以水一斗，煮取六升，去滓，再煎取三升，温服一升，日三服。

**【白话注解二】**

伤寒经过发汗，或涌吐和泻下，病愈以后，又续发心下痞硬，嗳气不消除的，应当用旋覆代赭汤治疗。本条病机为伤寒误治后脾胃受损，胃中不和，痰浊内生，肝气横逆，致气机痞塞，肝胃气逆。主症为心下痞硬，噫气不除，虽噫气而无食臭，亦无肠鸣下利，可伴有眩晕呕吐。故以旋覆代赭汤补中和胃、化痰蠲饮、镇肝降逆为治。临床上本方可用于治疗胃食管反流征、食管癌、膈肌痉挛、功能性消化不良、慢性肝炎、梅尼埃病等证属痰凝气阻者。

（杨　山　谭展飞　文嘉钰　张　震）

# 清"心火痰结"论治舌痛证

舌乃"心之苗窍"，"口舌生疮，心脾经蕴热所致也"，故口舌不适，许为心经蕴热之征兆，《诸病源候论》中提到"舌肿满口，坚硬疼痛，殆由心火痰浊搏于舌间所致"，可知舌痛症多由心火上炎、痰浊内盛，二者相互搏结，发而为病。

患者武某，女，59岁，以"持续性口舌部疼痛2年余"于2017年4月26日初诊。自诉2年前家庭出现变故后突发口舌部多发溃疡伴疼痛，初时约3个月发作一次，后逐渐发展至每日持续疼痛无缓解。多处就医，但疗效不佳，现饮水进食时加剧，影响饮食。平素昼间胃脘隐痛，不敢食凉硬食物，全身乏力，睡眠较差，心烦易怒，小便灼痛，大便正常。其口舌部未窥及溃疡，双侧喉核稍红，未见肿大及脓疡。舌质淡，舌根微黄腻，脉弦。辨为火与痰结之证，治宜清心火、化痰结。以莲子心、竹叶、生甘草梢、黄连、清半夏、全瓜蒌、夏枯草、干姜、薏苡仁、焦三仙处方7剂，早晚2次水煎分服。1个月后因另有不适前来就诊，诉服上方后，药尽症消。

"心与小肠为表里也，然所见口糜舌疮、小便黄赤、茎中作痛、热淋不利等证，皆心移热于小肠之证。……若心经实热，须加黄连、竹叶，甚者更加大黄，亦釜底抽薪之法也。"本例患者因情志所伤，气郁日久，郁而化火，心火循经上炎，而现口舌生疮，心与小肠相表里，心经之火移于小肠，三焦下注膀胱，引起小便灼痛；心火炼液为痰，痰火内盛，则心烦，眠差，易怒。前医用药不当，病程缠绵日久，伤及脾胃，故乏力，胃脘隐痛，怕食寒凉。方用莲子心、竹叶、薏苡仁、生甘草梢清心火、利窍祛湿、导心火下行，黄连清心泻火，干姜温中散寒、健运脾胃阳气兼制黄连苦寒之性，全瓜蒌、半夏、夏枯草清热化痰散结，焦三仙健脾和中。本病虚实夹杂，寒热错杂，"业医不明脏腑，则病原莫辨，用药无方"，辨病位于心，组方精当，药尽症减，切中病机。

（杨　山　谭展飞　文嘉钰）

# 痹证辨证论治变迁

患者刘某，男，74 岁，以"双手背肿胀僵硬 1 个月"于 2011 年 3 月 3 日初诊。自诉 1 个月前无明显诱因出现双手手背肿，僵硬不能握，已被诊断为类风湿关节炎初期。既往糖尿病病史，规律使用胰岛素，血糖控制良好，哮喘病史，陈旧性心梗，冠脉支架术后。来诊症见关节胀痛，晨僵，皮肤干燥瘙痒（服中药后减轻），背部疼痛，周身乏力，二便调，舌质紫暗，苔黄腻，脉沉缓而滑。辨为痰热瘀结、风湿痹阻之证。治以泻热行痰，祛风除湿。当宗《丹溪心法》"痛风丸"之法加减，以苍术、炒白术、羌活、独活、当归、生地黄、白芍、川芎、党参、茯苓、炙甘草、白花蛇舌草、威灵仙、茜草、土茯苓、蜂房处方 7 剂。

1 周后前来复诊，自诉服上方 7 剂后肿胀好转，但仍存在手关节、肩关节、颈项部疼痛，影响睡眠，受寒后加重，皮肤干燥，便溏，舌质暗红，苔白，脉沉细。辨为肝肾气血亏虚，风寒湿痹阻筋脉，虚实夹杂之证。治以益气活血，培补肝肾，祛风除湿。使用《妇人大全良方》"三痹汤"之法加减，以羌活、防风、细辛、秦艽、独活、当归、川芎、生地黄、白芍、桂枝、杜仲、怀牛膝、党参、川断、黄芪、忍冬藤、玄参、海风藤、青风藤处方 14 剂。

半个月后前来复诊，患者服药后肿胀好转，查血沉恢复正常，血尿酸降低，腰部及肩颈疼痛均明显好转，左右食指关节处仍自觉肿胀，余处消肿，眠可，心烦，怕冷，口干不欲饮，二便调，舌质暗红，苔薄，脉沉涩。调方用四妙勇安汤加减清热解毒，活血止痛并巩固善后，以玄参、生地黄、金银花、连翘、土茯苓、徐长卿、姜黄、羌活、赤芍、地龙、蜈蚣、海风藤、青风藤、威灵仙、僵蚕、白芍处方7剂。

后随访，患者诉病情平稳，症状好转明显，虽遇阴天下雨偶有反复，复服三痹汤、四妙勇安汤等均可明显改善缓解。

"风、寒、湿三气杂至，合而为痹"，元代朱丹溪在《格致余论》提到痹证为病多因"风湿热下陷入血分阴中""血虚痰逐经络，上下作痛"而致。患者初诊双手手背肿，僵硬不能握，关节胀痛，晨僵，再结合舌脉辨属风湿痹阻、痰热瘀结之证，故治当泻热行痰、祛风除湿，宗《丹溪心法》"痛风丸"之法加减，其方义正如《医林纂要》所云："苍术行肝木以燥湿，味辛，兼能祛风；川芎行血中之气；威灵仙辛咸温，祛风行湿破结，性最快利……全方合泻热行痰、祛风去湿之药，故可通治痹证。"患者复诊诉服药后症状明显好转，邪气已去，正为气血亏虚之时，复现受寒后加重之象，风寒湿三气袭虚，故为肝肾气血亏虚、风寒湿痹虚实夹杂之证，治以益气活血、培补肝肾、祛风除湿，当宗《妇人大全良方》"三痹汤"之法加减，正如喻嘉言曰："此方用参芪四物一派补药，内加防风、秦艽以胜风湿，桂枝以胜寒，细辛、独活以通肾气。凡治三气袭虚而成痹患者，宜准诸此。"患者服用此方后明显好转，继予四妙勇安汤清热解毒、活血止痛以改善患者关节肿胀，继清余毒，巩固善后，药尽症消。

## 【原文一】

《丹溪心法治要·痛风》："风热、风湿、血虚、有痰。"

**痛风丸**

天南星二两（姜制），川芎一两，白芷五钱，桃仁五钱，神曲三钱，桂枝三钱，汉防己五钱，草龙胆五钱，苍术二两（米泔水浸一宿炒），黄柏一两（酒炒），红花一钱（酒洗），羌活三钱，威灵仙三钱（酒洗去芦）。

上末之，曲糊丸，食前汤下百粒。

## 【白话注解一】

痛风的病因为风热、风湿、血虚、有痰。痛者，不通也，因痰湿阻络，久郁化热，或暴感外寒而发。本方中天南星燥一身之痰，苍术燥上下之湿，羌活去百节之风；白芷则驱风之在面，威灵仙驱风之在手，桂枝驱风之在臂，防己驱湿之在股；川芎利血中之气，桃红活血中之瘀；龙胆、黄柏去湿中之热；神曲者，消食腐之气。羌活、白芷、威灵、桂枝，引诸药上行；防己、杏仁、龙胆、黄柏，引诸药下行，药力则周身无所不到。临床上本方可用于痛风性关节炎、类风湿性关节炎活动期等属痰湿阻络证。本方也可作为治疗代谢综合征"三高"人群的通用药物。

## 【原文二】

《妇人大全良方·卷三》："治血气凝滞，手足拘挛、风痹、气痹等疾皆疗。有人病左臂不随，后已痊平，而手指不便，无力，试诸药不验，服此药才半即安。"

### 三痹汤

川续断一两，杜仲一两（去皮切，姜汁炒），防风一两，肉桂一两，华阴细辛一两，人参一两，白茯苓一两，当归一两，白芍药一两，甘草一两，秦艽半两，生地黄半两，川芎半两，川独活半两，黄芪一两，川牛膝一两。

上咀为末，每服五钱。水二盏，姜三片，枣一枚，煎至一盏，去滓热服，无时候，但腹稍空服。

## 【白话注解二】

三痹汤主治病机为血气凝滞经络，主治范围包括手足拘挛、屈伸不利，关节风湿痹痛等。曾经有人左臂使用不便，后来病情痊愈后复发，手指仍然使用不便，屈伸无力，尝试服用很多药物没有效果，服用此药刚半付就好了。本方乃独活寄生汤去桑寄生加黄芪、续断而成，加强了温补肝肾之气的作用。临床上本方可用于退行性膝骨关节炎以及中风后遗症属肝肾不足者。

（王晓宁 谭展飞 文嘉钰 张 震）

# 化风痰之邪论治痰扰失眠

患者刘某，女，48岁，以"失眠1年余"于2016年11月18日初诊。自诉1年余前因情志不舒而入睡困难，睡后易醒。日间自觉头晕头昏，头部涨痛，平素易心烦气急，胸闷憋气，周身倦怠乏力，肩背部发紧感，腰酸，口干口渴，欲饮而不多，纳差，小便黄，大便可，舌质淡红，苔薄黄稍腻，脉左弦右细略滑。辨属痰浊中阻、风痰上扰之证。治以燥湿祛痰、健脾和胃、平肝息风、镇静安神之法。疏以半夏白术天麻汤加减，以天麻、炒白术、清半夏、陈皮、茯苓、茯神、炙甘草、钩藤、夏枯草、龙齿、炒酸枣仁、川芎、益母草、杜仲、怀牛膝处方14剂。

2016年12月2日前来复诊，自诉睡眠改善不明显，入睡后仍易惊醒，头涨减轻，心烦气急减轻，腰酸好转，仍时感头晕昏沉，前额部疼痛，目痛，周身疲乏，舌质淡暗，苔薄白，脉弦滑。守上方去怀牛膝，加枳实、生龙骨、生牡蛎、益母草、桑寄生处方7剂。

2016年12月9日三诊自诉服上方7剂后睡眠改善，能够入睡且寐中惊醒次数减少，仍觉周身倦怠，时有头晕，恶心。前额部疼痛及目痛消失，月经色淡，舌质淡红，苔薄白，脉弦细。继调上方加减，以陈皮、清半夏、茯苓、茯神、天麻、炒白术、枳实、竹茹、钩藤、白蒺藜、益母草、桑寄生、杜仲、炒酸枣仁、生龙齿、生牡蛎、知母处方7剂。

2016年12月16日四诊自诉每晚已能安睡5~6小时，偶有头晕，舌质淡红，苔白略腻，脉弦细略滑。调整上方以益母草、桑寄生、杜仲、夏枯草、茯神、夜交藤、川牛膝、生龙齿处方7剂巩固善后，后随访，诸症已愈，未再复发。

"不寐证虽病有不一，然惟知邪正二字，则尽之矣。盖寐本乎阴，神其主也，神安则寐，神不安则不寐，其所以不安者，一由邪气之扰，一由营气之不足耳。"本案患者因情志不舒，木克脾土，脾虚失运，痰浊内生，又复肝风内动，肝风上扰，引动痰浊上逆而致头部经脉气血不利，"夫脾主为胃行其津液者也，脾病则胃中津液不得宣行，积而为痰，随阳明之经上攻头脑而作痛也"，故发为头晕昏沉涨痛乃至失眠，痰浊阻滞气机，而见周身倦怠乏力，痰浊阻滞胸脘，故胸闷憋气，脾虚失运，津液不能上布，故口干口渴欲饮而饮不多，结合舌脉辨为痰浊中阻，风痰上扰之痰厥头痛所致失眠，《脾胃论》云："头苦痛如裂，身重如山，四肢厥冷，不得安卧……而痰厥头痛作矣。"方以半夏白术天麻汤加减，此方历代多有加减化裁，然皆不离东垣创方之本旨，其方用药正如东垣之言：此足太阴药也，痰厥头痛非半夏不能除；头眩眼黑，虚风内作非天麻不能除；白术苦甘温，除湿补中；茯苓利小便导湿；陈皮、炙甘草益气调中升阳；加钩藤、夏枯草以清热平肝；重用茯神、龙齿、炒酸枣仁以清热除烦，镇惊安神；川芎活血行气开郁，祛风止痛；益母草清热利水湿；杜仲、怀牛膝补肝肾，强腰膝，引血下行。诸药相伍，共奏燥湿祛痰，健脾和胃，平肝息风，安神之功，痰厥祛而头痛止，其寐安矣！二诊、三诊在原方基础上加镇惊安神、平肝疏肝行气、强腰膝之品，四诊邪祛而正安，乃以安神强壮之品巩固善后而收痊愈之功。

## 【原文】

《医学心悟·眩晕》："头旋眼花，非天麻、半夏不除是也，半夏白术天麻汤主之。"

**半夏白术天麻汤**

半夏一钱五分，白术一钱，天麻一钱，陈皮一钱，茯苓一钱，甘草五分（炙），生姜二片，大枣三个，蔓荆子一钱。

虚者，加人参。水煎服。

## 【白话注解】

但凡出现头晕目眩，眼花，必须用天麻、半夏才能治疗，代表方是半夏白术天麻汤。本方主治风痰上扰之眩晕证。其病多因脾气虚弱，运化失司，水湿内停，聚而成痰，痰阻清阳而致。以眩晕，呕恶，舌苔白腻为证治要点，可伴有头痛，呕吐清水。若湿痰偏盛，舌苔白滑者，加泽泻、桂枝以利湿化饮；若肝阳偏亢者，加钩藤、代赭石以潜阳熄风。本方可用于梅尼埃病、神经性耳聋、面瘫、中风后遗症、血管性头痛、颈椎病、癫痫证属风痰上扰者。

（秦基倡　谭展飞　文嘉钰　张　震）

## 二仙汤论治脾肾阳虚之浮肿案

患者宁某，女，42 岁，以"眼睑浮肿 2 周"于 2022 年 6 月 3 日初诊。自诉 2 周前无明显诱因出现眼睑浮肿，色不红，无痛，平素经期易出现双眼睑水肿，经行腰痛，双下肢无水肿，畏寒，手脚凉，汗少，白天困乏，夜间多梦易醒，偶有心慌，纳差，舌质淡红边有齿痕，苔少，脉细。辨为脾肾阳虚之证，方用二仙汤加减，以仙茅、淫羊藿（仙灵脾）、知母、当归、黄柏、巴戟天、茯苓、炒白术、陈皮、桂枝、女贞子、墨旱莲、党参、车前子、车前草处方 7 剂。后随访诉药尽症消，未再复发。

"凡水肿等证，乃肺脾肾三脏相干之病。盖水为至阴，故其本在肾；水化于气，故其标在肺；水唯畏土，故其制在脾"。本案为脾肾阳虚而致水肿。月经期间气血下注冲任二脉，"肾虚则水无所主而妄行"，肾气虚衰，阴阳失衡而致冲任失调和水液代谢障碍合而为病，发为眼睑水肿。"肾者水脏，主津液"，"诸湿肿满，皆属于脾"，"饮入于胃，游溢精气，上输于脾，脾气散精，上归于肺，通调水道，下输膀胱，水精四布，五经并行"。故若肾阳虚衰，命门不足，脾土失煦，散精及灌溉四旁功能减弱，肺的宣降不利，而水聚于上，泛溢于肌肤，而发为浮肿。患者肾阳虚衰，机体温煦功能减退，水液内停；脾虚则湿胜，湿胜则水停，故全身困乏，纳差，舌有齿痕；肾精不足，不能奉心，心肾失交，心神不宁而多梦易醒；肾为水火之脏，藏真水、真火，生命之门，真火不足，则周身怕冷、手脚凉；腰者，肾之府也，肾不足而见腰痛。本病案以二仙汤为主方，温肾阳，补肾精，茯苓、白术、陈皮恢复脾的运化水液功能，加用车前子、车前草使水出有路，女贞子、墨旱莲所组成的二至丸补虚调经，全方补泻同施，清热而不伤阴，祛寒而不抗阳，切中病机，终获良效。

## 【原文】

《中医方剂临床手册》："肾虚火旺。症见眩晕耳鸣，面赤升火，腰膝酸软，以及更年期综合征、闭经、高血压等。"

### 二仙汤

仙茅 6~15 g，仙灵脾 9~12 g，当归 9~12 g，巴戟天 6~9 g，黄柏 5~9 g，知母 5~9 g。

水煎服。

## 【白话注解】

二仙汤的主治证为肾虚火旺证，可用于治疗更年期综合征、闭经、高血压等，症见头晕目眩、耳鸣、面部潮热、腰膝酸软等。本方以仙茅、淫羊藿二药补肾壮阳为君，故名二仙。伍以巴戟天滋补肾精，黄柏、知母养肾阴而清浮火；当归温润养血并能调理冲任。全方配伍特点是补肾壮阳与滋阴泻火同用，共奏补肾、泻火、调理冲任之功。本方之组成配伍也参考了现代中药药理学研究成果：仙茅、淫羊藿、巴戟天可有效提高模型大鼠雌激素、雄激素水平，增加性器官重量；淫羊藿、巴戟天、黄柏、知母防止肾上腺皮质萎缩，降血压；当归可双相调节子宫平滑肌收缩，扩张外周血管从而降血压。本方适用于更年期综合征及更年期高血压，可明显改善症状，并能使血压下降，也可用于激素冲击疗法及撤退用药的辅助治疗。

（高　磊　谭展飞　文嘉钰　张　震）

# 总伤寒论之法论治发热演变

患者潘某，女，35岁，以"规律性发热2周"于2017年10月22日初诊。自诉2周前着凉后出现发热，体温多为38~39℃，每日于未时发作，先恶寒寒战，无汗，后发热，晚饭后热退，呈规律性，无咳嗽，有痰，色白质黏，流涕，双膝疼痛，平素大便正常，昨日自服清热解毒中药（藿香、青蒿、鱼腥草等）后，今晨大便稀，呈水样，舌质淡暗边有齿痕，苔黄腻，脉濡细。辨为三阳合病，治以调营卫、和少阳、清阳明之法，疏以柴胡桂枝干姜汤加减，以柴胡、黄芩、干姜、桂枝、清半夏、青蒿、马鞭草、麻黄、知母、生石膏、连翘、生甘草、大枣、紫苏子、紫苏叶处方4剂。

2017年10月26日复诊自诉服上方2剂后体温稍降，变为每于酉时体温升高，无口苦，畏寒，脚凉，大便每日1次，咳嗽，无痰，舌质暗淡，有齿痕，苔薄黄，脉沉数。邪去正虚。调方以竹叶石膏汤合补中益气汤行甘温除热之法，以淡竹叶、生石膏、麦冬、清半夏、党参、炒白术、当归、陈皮、黄芪、柴胡、升麻、紫苏梗、干姜、大枣、生甘草处方3剂。

2017年10月29日三诊自诉服上方3剂后体温较前略有下降，但体温仍于每日酉时升高，畏寒，脚凉缓解，自觉四肢烦疼，纳差，时欲吐，心下支结，舌脉同前。调方以柴胡桂枝汤加减，以柴胡、黄芩、清半夏、党参、生姜、大枣、桂枝、白芍、白薇、青蒿、竹叶、紫苏叶、紫苏梗、大青叶处方4剂。

2017年11月4日四诊患者已无发热之症，汗不多，气短，自觉气虚乏力，无畏寒，纳食可，大便可，舌淡胖有齿痕，苔薄白，脉细。调方以补中益气汤加减以巩固善后，以淡竹叶、生石膏、麦冬、陈皮、黄芪、柴胡、当归、升麻、炙甘草、炒白术、党参、知母处方7剂。后随访患者自诉未再发热，药尽症消。

《伤寒论》中第155条曰："伤寒五六日，已发汗而复下之，胸胁满，微结，小便不利，渴而不呕，但头汗出，往来寒热，心烦者，此为未解也，柴胡桂枝干姜汤主之。"《绛雪园古方选注》解读柴胡桂枝干姜汤曰："揭出三阳经药以名汤者，病在太阳，稍涉厥阴，非但少阳不得转枢外出，而阳明亦室而不降。"本案患者外感发热太阳未解，表邪入里转入少阳故寒战发热，又因服寒凉之剂而泻下水样便，邪入阳明，外邪传变，三阳并病之证。遂以桂枝行太阳未罢之邪，柴胡、黄芩转少阳之枢，佐以干姜、甘草开阳明之结，加青蒿、马鞭草截疟，麻黄合桂枝解太阳余邪，知母、石膏降里热散表热，连翘清热解毒，紫苏子、紫苏叶降气解表，诸药合用，使三阳结邪皆从本经而解。

二诊三阳之邪微结，而正气已虚，《黄帝内经》曰"劳者温之""损者益之"，故以竹叶石膏汤清解三阳未尽之邪合甘温之补中益气汤温足太阴，升足少阳、阳明。《伤寒论》第154条："伤寒六七日，发热微恶寒，支节疼烦，微呕，心下支结，外证未去者，柴胡桂枝汤主之。"

三诊，太阳之邪虽轻未尽，故四肢烦疼，少阳之邪微结，故时欲吐，心下支结，乃以柴胡桂枝汤开少阳微结，解太阳未尽之邪。四诊，余邪尽祛，正虚显现，投以补中益气汤温补中州，和营气，实卫气，同时加竹叶、石膏、麦冬以防余邪未尽。《景岳全书·论寒热往来证治》曰："凡寒热往来之并，其证有二：盖一以外邪不解而然，一以阳盛阴虚而然。此其一为表证，一为里证，所当辨治，不可紊乱。寒邪郁伏经络而为寒为热，此似疟非疟之类也，治法虽宜表散，然邪气得以久留者，必其元气之虚而正不胜邪也，故凡治此者，皆当以兼补血气为主……若因劳倦，或气体本弱，或肝脾不足而邪有不尽者，四柴胡饮，或五柴胡饮，或补中益气汤。"先人之验，本案可为一证。

## 【原文】

《伤寒论·辨太阳病脉证并治下》篇："伤寒五六日，已发汗而复下之，胸胁满，微结，小便不利，渴而不呕，但头汗出，往来寒热，心烦者，此为未解也，柴胡桂枝干姜汤主之。"

### 柴胡桂枝干姜汤

柴胡半斤，桂枝三两（去皮），干姜二两，栝楼根四两，黄芩三两，牡蛎二两（熬），甘草二两（炙）。

上七味，以水一斗二升，煮取六升，去滓，再煎取三升，温服一升，日三服。初服微烦，复服，汗出便愈。

## 【白话注解】

患伤寒病已五六天，曾经发过汗而又再次攻下，以致出现胸胁胀满和有轻微的堵闷，小便不通利，口渴而不呕吐，只有头部出汗，寒来热往，热来寒休，心烦不安的，这是病邪还没有解除，应当用柴胡桂枝干姜汤治疗。本条论述太阳误治传入少阳之证治。柴胡桂枝干姜汤系小柴胡汤化裁而成。方中柴胡、黄芩合用和解少阳之邪，加桂枝以散未尽之表邪，加干姜以助误下所伤之阳，加天花粉以复汗下所伤之津，加牡蛎以消胸胁之结。因不呕故去半夏，胃气不虚故去人参、大枣之壅补，仍用甘草调和诸药。本方亦疏利少阳之方，治胆热脾寒证，较小柴胡汤证多外邪未散，脾阳被伤，津液不足之病机。用本方和解少阳兼治脾寒，与大柴胡汤和解少阳兼治胃实相互发明。临床上可用于治疗慢性肝炎，肝胆余热未尽而又伴有脾胃虚寒，症见胁痛、腹胀、便溏、泄泻、口干者，往往有效。若糖尿病而见少阳证者，本方亦合拍。

（谭展飞　文嘉钰　张　震）

# 苓桂剂治奔豚案

患者赵某，女，74 岁，以"胃胀满，气上冲胸 1 周"于 2019 年 4 月 16 日初诊。自诉 1 周前因服用西药后胃肠不适，胃部胀满，肠鸣音亢进，心下逆满，气上冲胸，口苦，口不干不渴，大便干结不下，舌淡红，苔薄白，脉弦。辨为脾虚水停之证，治当温阳健脾、利水降冲，方拟苓桂术甘汤、旋覆代赭汤合承气汤加减，以茯苓、茯神、桂枝、炒白术、炙甘草、陈皮、清半夏、旋覆花、代赭石、川厚朴、枳实、沉香、大黄处方7剂。1周后患者前来复诊，自诉服上方7剂后腹胀感消失，仍有食后呃逆，每于饮水后自觉气从脐上冲，善太息，晨起时口干苦涩，纳可，大便不畅，舌淡红，苔薄白，脉弦细。病情转化，辨为水气凌心、欲作奔豚之证，调方为苓桂甘枣汤，以茯苓、茯神、桂枝、大枣、炙甘草、柴胡、黄芩、清半夏、竹茹、党参、苏子、苏梗、莱菔子、生姜、川厚朴、香附处方7剂。半年后随访，患者自诉药尽症消，近3个月未再发。

"奔豚病，从少腹起，上冲咽喉"，"若豚状，或上或下无时"，患者心下逆满，气上冲胸，是为奔豚之证。初诊时，患者服用西药后致胃肠不适，脾胃运化功能受损，而见胃部胀满，肠鸣音亢进；脾虚不能制水，停而为饮，饮邪上逆，上焦阳虚，水饮乘虚上冲阳位，阻于胸脘之间而见胀满，故见心下逆满，气上冲胸。"伤寒，若吐，若下后，心下逆满，气上冲胸，起则头眩，脉沉紧，发汗则动经，身为振振摇者，茯苓桂枝白术甘草汤主之。"与本例患者之证相符，故以苓桂术甘汤治之，又合旋覆代赭汤加减，以增强和胃降逆之功。结合舌脉、大便干结之证，以厚朴、枳实、大黄行气消积，消胀除满，共奏治疗之效。复诊时，患者腹胀满已除，但出现气从脐上冲，而致不敢饮水之症。"其人脐下悸者，欲作奔豚，茯苓桂枝甘草大枣汤主之。"患者此时主症为脐下有上冲感，是为心脾阳虚，肾阳扰动上逆而致。故调方为苓桂甘枣汤重在温通心阳，化气利水。又见口苦，干涩，善太息，此为肝气不疏，胆热上扰之象，故用柴胡、黄芩清肝胆之热，又加平肝降气之品。

　　苓桂术甘汤和苓桂甘枣汤的药物组成仅一味之差，但主治病机不同。正如本案中初诊与复诊。前者用白术健脾燥湿，重在治中焦之湿、水；后者用大枣益中，重在强健中焦，以抗下焦之动。前后配合，病症皆除。

## 【原文】

　　《金匮要略·痰饮咳嗽病脉证并治第十二》："心下有痰饮，胸胁支满，目眩，苓桂术甘汤主之。"

　　《金匮要略·痰饮咳嗽病脉证并治第十二》："夫短气有微饮，当从小便去之，苓桂术甘汤主之；肾气丸亦主之。"

　　《伤寒论》第 67 条："伤寒若吐若下后，心下逆满，气上冲胸，起则头眩，脉沉紧，发汗则动经，身为振振摇者，茯苓桂枝白术甘草汤主之。"

### 茯苓桂枝白术甘草汤方

　　茯苓四两，桂枝三两（去皮），白术、甘草（炙）各二两。

　　上四味，以水六升，煮取三升，去滓，分温三服。

## 【白话注解】

苓桂术甘汤主要用于阳虚水停于里，水气上冲胸腔和头颅，所致胸胁支满，目眩心悸。平时即有水饮的人，若患外感而误施吐下，表不解而使水伴气上冲胸，见心下逆满、起则头眩；脉沉紧为寒饮在里之应，若再误发其汗，不但表不解，而且激动里饮，更必使其人身为振振摇。方中茯苓淡渗利水，桂枝温阳降冲，助气化以行水，白术、甘草补脾和中以制水。本方对中阳不足的痰饮病，有较好疗效。

（谭展飞　文嘉钰　徐东辰）

# 遵"火郁发之"消无形邪热治痞满

患者刘某，女，46 岁，以"胃脘痞满 1 年余"于 2010 年 10 月 18 日初诊。患者自诉 1 年余前无明显诱因出现胃脘痞塞，按之柔软，伴心胸烦热，如火熏蒸，捶胸顿足，烦燥不寐，痛苦至极，小便黄少，大便稍干，头晕耳鸣，求治于多家医院均未能明确诊断且疗效不佳，现经朋友推荐来诊。舌质红，苔薄稍黄，脉来弦而小数。辨为无形之热郁于心胸，蕴蒸不开之证。当宗《伤寒论》大黄黄连泻心汤合栀子豉汤加减。以大黄、黄连、炒栀子、淡豆豉处方 3 剂。3 日后复诊自诉，服上方 3 剂后，症尽消，嘱其再遵大黄、黄连代茶连饮 3 日以巩固之。后随访，自诉夜寐安逸，爽然而愈。

此案患者症为胃脘痞塞，心胸烦热，符合热痞之相，"无形邪热壅聚心下而致气机不利多为心下痞"，"心下"位居中焦，脾胃升降原位，乃阴阳气机升降之要道。邪气阻于心下胸中，气机升降受阻，反映胃脘之位发生痞塞，此无实物与之交结，故见按之柔软。火为阳邪，郁于胸中则见心胸烦热，上扰于心则见心烦不寐。结合舌脉之象，一派火热之证，"心下痞，按之濡，其脉上浮者，大黄黄连泻心汤主之"，"发汗吐下后，虚烦不得眠；若剧者，必反复颠倒，心中懊恼，栀子豉汤主之"，"烦热，胸中窒者，栀子豉汤主之"。本案为火热邪气郁于心下，结于胸中之证，故遵"火郁发之"之法，取大黄黄连泻心汤与栀子豉汤合而用之，邪祛而安，服药 3 剂后，疾病转归，再以热汤渍服，取其气而薄其味者以巩固疗效。辨证精准，药简而功大，突显经方之神验。

## 【原文】

《伤寒论》："心下痞，按之濡，其脉关上浮者，大黄黄连泻心汤主之。"

### 大黄黄连泻心汤方

大黄二两，黄连一两。

上二味，以麻沸汤二升渍之，须臾，绞去滓。分温再服。

**【白话注解】**

胃脘部痞满，按之柔软，关部脉浮，用大黄黄连泻心汤主治。邪气阻于心下胸中，气机升降受阻，反映胃脘之位发生痞塞，此无实物与之交结，故见按之柔软。关脉以候中焦，浮脉又主阳热，可见此乃热痞之征。

（谭展飞　文嘉钰　赵　明）

# 宗太阳病蓄水蓄血证之转归论治梦呓

患者阮某，女，72岁，以"梦呓甚则发狂1周余"于2022年6月3日初诊。患者家属诉患者1周余前无明显诱因突发梦呓，于寐中惊叫、哭喊，甚则打人，如狂状。自诉平素头昏沉不舒，口干欲饮，时有胸痛彻背（行冠状动脉造影见左旋支狭窄50%），畏寒怕冷，口唇发绀，每于生气后呃逆，纳差，小便频数，大便调，舌质淡红，苔水滑根部黄腻，脉浮弦滑。辨为太阳蓄水与蓄血之证，治以温阳利水，破血逐瘀之法。以茯苓、茯神、泽泻、猪苓、桂枝、白术、桃仁、水蛭、大黄、黄柏、知母、肉桂、玫瑰花、莲子心、生龙骨、生牡蛎、珍珠母处方7剂。1周后复诊，家属诉服上方7剂后患者梦中喊叫音量降低，但仍每日均发梦呓，头部昏沉稍有好转，时有口苦，尿频好转（夜间 2 次），舌质红，苔薄白水滑，脉弦滑。调方宗桃核承气汤加减，以桃仁、桂枝、大黄、炙甘草、莲子心、锦灯笼、知母、黄柏、肉桂、淮山药、龙齿、珍珠母、柴胡、黄芩、紫石英处方 14 剂。2 周后复诊，家属诉服上方 14 剂后患者寐中惊叫、哭喊均已少发，未再出现发狂打人等症状，二便已调，舌质红，苔中后白腻水滑，脉滑。调方宗柴胡桂枝龙骨牡蛎汤加减，以党参、黄芩、生龙骨、生牡蛎、桂枝、茯苓、茯神、柴胡、大黄、生姜、大枣、桃仁、炙甘草、肉桂、代赭石、夜交藤、黄连处方 30 剂。2 个月后随访，家属述患者上方续服 1 个月后诸症改善，夜寐欠安，时有烦躁，嘱其以天麻、白蒺藜、生龙骨、生牡蛎、莲子心、锦灯笼水煎服，日 1 贴。再服药 2 个月，病愈。

"太阳病，发汗后，大汗出，胃中干，烦躁不得眠"，"太阳病不解，热结膀胱，其人如狂"，本案患者寐中不安，惊叫吃语，时如狂状，乍一看虽无明确太阳表证，然其畏寒怕冷，口唇发绀，口干欲饮，生气后呃逆，纳食差，小便频数，为太阳之邪随经入腹，膀胱气化失司，邪与水结而至蓄水证之象，其舌质淡红，苔水滑，根部黄腻，脉浮弦滑亦可为证；邪热郁蒸日久，与瘀血搏结于下焦而成蓄血证，症见寐中惊叫、哭喊，甚至打人，如狂状等。遂本案辨为太阳蓄水兼蓄血证，治以温阳利水、破血逐瘀之法，"太阳病，发汗后，大汗出，胃中干，烦躁不得眠，欲得饮水者，少少与饮之，令胃气和则愈。若脉浮，小便不利，微热消渴者，五苓散主之"，"太阳病六七日，表证仍在，脉微而沉，反不结胸，其人发狂者，以热在下焦，少腹当硬满，小便自利者，下血乃愈。所以然者，以太阳随经，瘀热在里故也，抵当汤主之"，结合本案病症，方选五苓散合抵挡汤加减，去抵挡汤中克伐之虻虫，入知母、黄柏清下焦热，莲子心清热养神，肉桂引火归元，玫瑰花行气解郁和血，生龙骨敛神气镇惊，生牡蛎上收下敛，珍珠母安神定惊，终收效。二诊患者部分症状已减，然仍有梦呓，"太阳病不解，热结膀胱，其人如狂，血自下，下者愈。其外不解者，尚未可攻，当先解其外；外解已，但少腹急结着，乃可攻之，宜桃核承气汤"，故改用逐瘀缓剂桃核承气汤泄热逐瘀，更加锦灯笼、柴胡、黄芩清肠胃伏热，淮山药益肠胃以顾护后天，紫石英降逆气安神。三诊，其病势已衰大半，以柴胡桂枝龙骨牡蛎汤加减调理少阳、三焦善后，后追访知其病已基本治愈，因睡眠稍欠安，乃以天麻、白蒺藜、生龙骨、生牡蛎、莲子心、锦灯笼清上焦余热与龙雷之火，镇惊安神而收全功。

## 【原文】

《伤寒论》："太阳病不解，热结膀胱，其人如狂，血自下，下者愈。其外不解者，尚未可攻，当先解其外；外解已，但少腹急结者，乃可攻之，宜桃核承气汤。"

### 桃核承气汤方

桃仁五十个（去皮尖），大黄四两，桂枝二两（去皮），甘草二两（炙），芒硝二两。

上五味，以水七升，煮取二升半，去滓，内芒硝，更上火，微沸下火。先食温服五合，日三服。当微利。

## 【白话注解】

太阳表证没有解除，邪热入里，与瘀血互结于下焦膀胱，出现有似发狂、少腹拘急硬痛等症状，如果患者能自行下血，就可痊愈。如果表证还没有解除，尚不可以用攻下法攻里，应当先解表，待表证解除后，出现小腹拘急硬痛等里证的时候，才能攻里，宜用桃核承气汤。

（秦基倡　谭展飞　文嘉钰　赵　明）

# "利湿清热"论治日晡潮热

机体正邪相争，阴阳失调故见发热。朱丹溪曾提出"阳常有余，阴常不足"，而致虚火内生，阴虚内热，故生潮热。潮热多有时，或发于午后，或发于夜间，或发于日晡之时。日晡潮热多发生于下午申时左右，"伤寒十三日不解，胸胁满而呕，日晡所发潮热"首次提到日晡潮热。阳明经主热，其气旺于下午3点到5点，即申时，故日晡潮热多与阳明经相关。

患者林某，女，57岁，以"间歇发热3周"于2011年4

月 28 日初诊。自诉 3 周前某晚突然不明原因发冷，自测体温 38 ℃，后自行汗出而解。自此，每日下午申时至子时体温缓慢升高，体温可由 37.3 ℃升至 38.6 ℃，后汗出而解，自行退热后至翌日午间无明显发热。体温升高期间伴周身肌肉、关节剧烈疼痛，每日如此，迁延至今。相继至北京某些医院入院诊治，疑"结缔组织系统疾病"，但诊断均未明确，因不耐西药之副作用且不便长久住院，无奈之余，忽忆起几年前，余曾用 5 剂中药治愈其心律不齐，遂慕名复来求治。来诊时全身乏力，平素纳食不佳，喜温热饮食，口微苦，口微渴而不欲饮，大便溏薄（有慢性肠炎史，未愈），小便正常。查舌脉见舌质紫暗，有瘀点，苔黄腻，脉沉弦细，辨为湿热交阻、损阳及阴、虚火内伏之证。以生薏苡仁、杏仁、肉豆蔻、竹叶、炙鳖甲（打碎先煎）、青蒿、知母、牡丹皮、地骨皮、羌活、防己、生黄芪、干姜、制附子（先煎）处方 3 剂，日 1 剂水煎分 2 次服，午晚各 1 次。5 月 5 日患者因另有不适前来就诊并致谢，喜言 3 剂药药尽热退，伴热退痛去，至今未发，且多年的溏便竟也转为正常软便。

本案患者发热由每日下午申时起至晚间子时汗解，"如潮汛之准时"，日均如此，迁延至今，应归属于潮热类型中。舌质紫暗，苔黄腻，脉沉弦细，为湿热交阻、损阳及阴、虚火内伏之象。湿性黏滞，胶滞难祛，损伤阳气，阻遏气机，故病程迁延、反复发作。湿性重浊黏腻，易困脾阳，故见纳食不佳。

湿困脾阳，随阳化热，故见口渴不欲饮，大便溏薄。法当利湿清热，方取三仁汤之"三仁"以"宣上、畅中、渗下"，以青蒿鳖甲汤清除伏热、透邪外出。方中杏仁"除肺热，治上焦风燥"可宣利上焦肺气，气行则湿化；中焦以肉豆蔻易白豆蔻，其性辛香温燥入中焦，温中理脾行气兼涩肠止泻；薏苡仁甘淡性凉，健脾渗湿利水；竹叶甘寒淡渗，渗湿利尿，可"去烦热，利小便，清心"；防己祛风行水；黄芪益气固表，兼可利水。黄芪、防己、薏苡仁、竹叶四者相合，益气利水除湿而不伤正，驱使湿邪从下焦随小便而去。其中杏仁宣上，肉豆蔻畅中，黄芪、防己、薏苡仁、竹叶益气利水渗下，三焦通畅，湿去无阻。方中鳖甲为"解劳热骨蒸之药也"，用可滋阴退热，入络搜邪；青蒿苦寒，其气辛香有透散之力。鳖甲和青蒿两药相互为使，滋阴清热，内清外透，使阴分伏热有外达之机。牡丹皮既能泄血中伏火，又可助青蒿清透阴分伏热。此处以地骨皮易生地黄以防助腻生热，为退虚热、疗骨蒸之佳品，知母滋阴降火，羌活善于升散发表，为风药燥剂，可"去诸骨节疼痛"，鳖甲、青蒿、地骨皮、知母、羌活等诸药合力，解其骨蒸热痛。患者便溏已久，酌加附子、干姜二药，益火补土。药证相应，药到病除。

（杨　山　谭展飞　文嘉钰）

# 温阳利水论治脾肾阳虚之水肿

患者李某，男，81岁，以"下肢反复肿胀1年，加重1周"于2019年5月3日初诊。来诊自诉1年前无明显诱因出现下肢反复肿胀，未予重视。近1周来加重，按之没指，伴有头晕目眩，畏寒，活动后喘息，心悸，偶有咳痰，痰量多、色白呈泡沫样，尚能平卧，夜尿频数，大便干，舌红苔水滑，脉弦滑。既往有肺气肿、慢性支气管炎、前列腺增生病史多年。辨为脾肾阳虚、水湿内停之证，治以温阳利水，疏以真武汤加味，以制附子、茯苓皮、茯苓块、炒白术、白芍、生姜、车前子、车前草、桑白皮、泽泻、猪苓、桂枝、炙麻黄、苏子、生大黄、川厚朴、芒硝处方7剂。1周后复诊，患者自诉服上方7剂后下肢肿胀消退明显，头眩、心悸减轻，喘息憋气稍有好转，仍有白色泡沫痰，乏力，精神好转，大便改善，夜尿频。舌红嫩，苔水滑，脉濡。调方以炙麻黄、细辛、清半夏、五味子、炙甘草、干姜、葶苈子、大枣、南沙参、北沙参、麦冬、桑白皮、生黄芪、生大黄、芒硝、川厚朴、车前子处方7剂。1周后再诊自诉，下肢肿胀基本消失，诸症好转，然夜尿频数，影响睡眠。舌红，苔薄白，脉弦细。予复诊方巩固疗效兼顾夜尿频数，以桑白皮、地骨皮、生甘草、南沙参、葶苈子、大枣、生大黄、王不留行、刘寄奴、车前草、车前子、川草薢处方 7 剂。2 个月后随访，自诉服药后诸症已愈，近来未再复发。

患者年高久病，脾肾两脏功能失调，"肾者水脏，主津液，主卧与喘"，"诸湿肿满，皆属于脾"，脾肾阳虚，水液运化代谢功能减弱，水湿内停，而发水肿。脾肾阳虚，不能制约水气，下注于肢体则见下肢肿胀，凌心射肺则见心悸、喘息，上冲于脑则见头眩，"肺虚则气不化精而化水，脾虚则土不制水而反克，肾虚则水无所主而妄行，水不归经，则逆而上泛，故传入脾而肤肉浮肿，传入肺，则气息喘急"，故治疗当遵《金匮要略·水气病脉证并治第十四》水肿的治法："诸有水者，腰以下肿，当利小便；腰以上肿，当发汗乃愈。""太阳病发汗，汗出不解，其人仍发热，心下悸，头眩，身𥆧动，振振欲擗地者，真武汤主之"，故选用真武汤加减温阳利小便，方义取"真武汤，专治少阴里寒停水，君主之药当是附子一味，为其走肾温经而散寒也。四肢沉重是湿，用苓、术、芍，以渗停水，生姜以散寒邪；然上证是里气虚寒，方中既有姜附之辛，不妨用芍药之酸，以少敛中气。若咳者，水寒射肺既加细辛、干姜以散水寒；不妨加五味子以敛肺，但五味子酸味太厚，不需半升之多也"，方中加用麻黄、紫苏子平喘，小承气汤行气通腑。药中病机，肢肿消尽，真可谓"离照当空，阴霾四散"。二诊以小青龙汤联合葶苈大枣泻肺汤针对患者喘息心悸而设，以泻肺平喘，利水消肿。诸药合用，共奏利水消肿平喘之功，肾阳振奋，水邪退却，水肿自消。

## 【原文】

《伤寒论·辨太阳病脉证并治中》："太阳病发汗，汗出不解，其人仍发热，心下悸，头眩，身瞤动，振振欲擗地者，真武汤主之。"

**真武汤方**

茯苓、芍药、生姜各三两（切），白术二两，附子一枚（炮，去皮，破八片）。

上五味，以水八升，煮取三升，去滓。温服七合，日三服。

## 【白话注解】

太阳病，用发汗法治疗，汗出后病症未得解除，患者仍然发热，心下悸动，头晕目眩，全身肌肉跳动，身体震颤，站立不稳的，应当用真武汤治疗。

（韩淑花　谭展飞　文嘉钰　赵　明）

# 泻火降血论治血热之脱发

患者邓某，女，52岁，以"脱发1个月余"于2017年2

月 10 日初诊。患者 1 个月余前无明显诱因出现脱发，头顶部零散脱发，头发干燥无光泽，抓之易脱，惧用梳子梳发。遍寻中西医治疗无见显效。来诊症见周身燥热，汗出，心烦气急，消谷善饥，无口干口苦，无两胁胀满，纳差，小便黄，大便偏干，舌质红，苔白腻，脉弦大。辨为血热内蕴之证，治以清热凉血，疏以三黄泻心汤加减，以黄芩、黄连、大黄、当归、茯神、沙参、麦冬、侧柏叶、合欢皮处方 7 剂。1 周后复诊，患者诉服上方 7 剂后脱发较前减少，但仍无新发生出，心烦气急减轻，大便转好，小便调，舌质红，苔白腻，脉弦细。效不更方，守上方续服 14 剂。1 个月后电话随访，患者自诉已无脱发，脱发处已有新发生出，病愈。

"发为血之余"，本案患者血热上攻，"心为君火，化生血液，是以血即火之魄，火升故血升，火降即血降也"，"血极，心病极也，面无血色，头发堕落。若素食肥甘厚味，脾胃损伤，纳运失职，中焦湿热内生，上攻于头，熏蒸发根之血，渐成枯槁，可致脱发"，故见脱发之困。热盛于内，发于肌肤故见周身燥热；血热扰心，故见心烦气急；热灼津液，湿热内生，故见舌质红、苔白腻。综上治当以清热泻火凉血，选用能泻三焦火热之三黄泻心汤，清心泻火，清代唐荣川云："血生于火，火主于心，则知泻心即泻火，泻火是降血。"肺主皮毛，用沙参、麦冬养阴清肺，肺热清，则皮毛合利；侧柏叶凉血，茯神、合欢皮养心安神，当归养血活血，诸药合用，共奏清热凉血之效，血热清，则毛发自生，诸症可愈。

**【原文】**

《金匮要略·惊悸吐衄下血胸满瘀血病脉证治第十六》："心气不足，吐血，衄血，泻心汤主之。"

**泻心汤方**

大黄二两，黄连、黄芩各一两。

上三味，以水三升，煮取一升，顿服之。

**【白话注解】**

心烦不安，吐血、衄血者，用泻心汤主治。心主血脉而藏神，火热亢盛内扰心神，故见心烦不安；火热迫血妄行于上，而致吐血、衄血，故用泻火力强的泻心汤治疗。泻心汤方中黄连善清心火，黄芩泻上焦之火，大黄苦寒降泄能引火热之邪下行，并有推陈出新、止血消瘀之功。全方一派苦寒，共奏清热泻火、凉血止血之功。因此，此方也可用于血热之脱发。

（韩淑花　谭展飞　文嘉钰　赵　明）

# 以芍药甘草汤论治下肢挛急

患者祁某，女，78岁，退休工人，以"双膝以下抽筋伴疼痛反复发作 4 年"于 2009 年 10 月 15 日初诊。自诉 4 年前不明原因出现双膝以下抽筋，每于晨起寅时发作，双下肢挛急，剧痛难忍，持续 2 小时之久，每日反复发作。曾于诸中西医院求治未见疗效，口服中药汤剂、钙剂及煮红花水泡脚等治疗均无效果。来诊症见每日晨起寅时出现双下肢挛急剧痛，时伴有头晕，汗多，双下肢畏寒，大便时干时稀，小便调，舌暗红少苔，脉弦。辨为阴阳两虚、筋脉失养之证，治以酸甘化阴、辛甘化阳、柔筋缓急。以白芍、炙甘草、桂枝、干姜、川牛膝、附子处方 7 剂。

2009 年 10 月 22 前来复诊，服上方 5 剂后，抽筋再未发作，仍感双下肢畏寒，且时有浮肿，大便不成形，小便时多时少，舌暗红，少苔，脉弦。服药后病情转归出现阳虚不能化水之象。治以酸甘化阴为主，阴阳并补。方用芍药甘草汤合真武汤加减，以白芍、炙甘草、生姜、桂枝、茯苓、炒白术、附子、知母、竹叶处方 7 剂。

2009 年 10 月 29 日前来复诊，服上方后，踝部抽筋一次，浮肿消失，双膝以下发凉尤为明显，受凉后易腹泻，大便稀，小便正常，舌红少苔，脉沉弱。辨为下焦阳虚、上焦阴虚火旺、虚火上浮之证，治以复阳益阴，引火下行。以白芍、炙甘草、生姜、干姜、石斛、制附子、川牛膝、小茴香、陈皮处方 7 剂。

2009 年 11 月 4 日前来复诊，自述服药后诸症基本消失，稍有双膝畏寒，胃喜纳温，腹中肠鸣，无腹胀，口干不欲饮，腰背酸痛，舌红少苔，脉沉弱。方用芍药甘草汤合二仙汤加减以善后，以白芍、炙甘草、桂枝、干姜、石斛、知母、黄柏、仙茅、淫羊藿、巴戟天、炒白术、茯苓、川牛膝、怀牛膝、小茴香处方7剂，3个月后追访诉诸症皆愈。

依据患者临床表现辨属中医痉证范畴，"血气内虚，外为风寒湿热之所中则痉"，指出经脉挛急多由亡血，筋无所营而致，芍药甘草汤出自《伤寒论》太阳病篇第29、30条，主治伤寒因误用汗法，伤及阴血，而致脚挛急不能伸展，烦躁，吐逆之证。本例患者年高，阴阳气俱不足，阴津亏虚，筋脉失其濡养，故出现双下肢抽筋；肝木主筋，寅时为手太阴肺经旺盛之时，肺金克木，故抽筋症状多发于寅时左右出现；阳气虚衰，卫外不固，不能温养肢体，故怕冷，多汗，阳加于阴谓之汗，汗出过多进一步损伤阴津，加重筋脉拘急；舌暗红，少苔均为阴液不足之象。治疗宜养阴生津，缓急止痛，同时取附子、干姜、桂枝加强温阳，"阳气者，精则养神，柔则养筋"。方中重用白芍，酸苦而寒，酸入肝，合炙甘草之甘温，酸甘化阴，"肝苦急，急食甘以缓之"，二药相伍，缓肝柔筋，以收止痉、止痛之功。加附子、干姜养阳，使阴得阳助而泉源不竭；桂枝顾护卫阳，牛膝引药下行。诸药合用，共奏阴阳双补，通经缓急之妙用，使阴液得复而筋脉得养则挛急自愈。

二诊时，患者脚挛急有好转，但出现了面部及下肢浮肿，小便不利等症状，此为阳虚不能制水之象。水停下焦，津不化气，则见小便不利；水泛肌表，浸淫肢体，则见头面及下肢浮肿。治疗时仍以酸甘化阴为主，同时增加养阳药，使阴阳并补。方用芍药甘草汤合真武汤加减。在初诊的基础上，增强了温肾利水的功效。患者舌质暗红，故方中又加知母清热润燥；竹叶可清热，通利小便。

三诊时，患者浮肿消失，小便正常，抽筋明显好转，以下肢发凉为主症，结合舌脉可知证属下焦阳虚，上焦阴虚火旺，虚火上浮。治宜复阳益阴，引火下行。与初诊相比，增加牛膝用量，以引火下行。患者受凉后易腹泻，且大便稀，此为脾胃虚寒之象，故方中生姜与干姜同用，可温补中焦，鼓舞胃气。

四诊时，患者抽筋已有明显好转，双膝怕冷有缓解，而胃脘部怕冷，腹中肠鸣等中焦虚寒之象依然较为明显。故在三诊基础上，增强温补脾肾之功。方用芍药甘草汤合二仙汤加减，又加茯苓与白术健脾燥湿，故而中焦得温，诸症尽消。

## 【原文】

《伤寒论·辨太阳病脉症并治上》："若厥愈足温者，更作芍药甘草汤与之，其脚即伸。"

### 芍药甘草汤方

芍药、甘草（炙）各四两。

上二味，以水三升，煮取一升五合，去滓，分温再服。

**【白话注解】**

如果四肢厥冷转愈而见两腿温暖的，说明阳气已复。此时用芍药甘草汤，酸甘化阴以恢复阴液，则患者两小腿肚拘急疼痛解除，两腿即可自由伸展。

（谭展飞　文嘉钰　赵　明）

# 延年半夏汤加味治疗咳嗽迁延验案

《景岳全书》中将咳嗽分为"外感""内伤"两类，而外感风寒、风热邪气之咳嗽经治疗后，若外邪尚未全尽，然肺气肺津已伤，外感未愈，又致内伤，内外同病，则致咳嗽缠绵难愈。"五脏六腑皆令人咳，非独肺也"，故外感伤肺后，肺气亏虚，木火刑金、子（水）盗母（金）气皆可致咳，虽病位在肺，然与肝脾肾胃等脏腑密切相关。

患者相某，女，49岁，以"咳嗽2周"于2012年5月17日初诊。自诉2周前因衣着单薄受风寒而罹患感冒，并见咳嗽少痰，经外院诊治至今感冒余证已瘥，唯咳嗽迁延无减而来求治。来诊刻下症见：稍吸凉风即咳逆阵发加剧，常感痰滞咽喉而咯之难出，急躁易怒，胸胁胀闷，咳时引痛；肢软乏力，畏风恶寒，全身小关节晨起僵痛，口干口苦，纳差，时时泛酸，眠可，大便溏结不调，小便正常。查舌脉见舌淡胖有齿痕，苔腻略黄，脉弦细滑。辨为外感伤肺、肺失宣降、肝肺不调之证，疏以延年半夏汤加味：槟榔、桔梗、枳实、前胡、清半夏、炙鳖甲、党参、吴茱萸、生姜、柴胡、黄芩、炒川楝子、乌贼骨、百合、蝉蜕、石斛、焦三仙处方14剂，日1剂，水煎分2次服。而后5月31日因另病而来就诊，云药尽咳止，伴发之胁胀口苦、泛酸等诸证皆减。

    本案患者外感风寒之邪，首伤于肺，肺失清肃，日久邪不得散，损伤肺津，津伤热盛，伤及肝阴，咳甚牵引胸胁，影响肝气升发，邪恋气滞，肝气不舒，故病作急躁易怒，胸胁胀闷，郁而化热，热蒸胆气上逆，则口干口苦；肝气横逆犯脾克胃，故见纳差、泛酸、大便溏结不调。本案病变特点为外感致病，又致内伤，肝肺不调，方选延年半夏汤加味。延年半夏汤出自《古今录验方》，《旧唐书·经籍志》题为甄权撰，原书已佚，唐《外台秘要》收录此方，近代日本医家将其载入《汉法医典》。方中半夏、吴茱萸、生姜温中散寒降逆，党参补中健脾，以绝生痰之源；枳实、桔梗一升一降，宣调肺气；蝉蜕解痉利咽；前胡降气祛痰；鳖甲镇肝平冲降逆；槟榔破气舒肝；柴胡、黄芩、川楝子舒肝清热调畅气机兼清外感余邪；百合、乌贼骨、石斛、焦三仙制酸和胃。诸药合用，寒热同治，里外兼调，共收抑肝和胃宣肺之功，如此气机升降自如，枢机开阖有序，肝升肺降，气机调畅，龙虎回环，药尽咳止。

（谭展飞　文嘉钰）

# 温阳固表论治阳虚之鼻窒

患者梁某，男，62 岁，以"鼻塞反复发作，加重 1 个月"于 2019 年 4 月就诊。患者自诉平素易外感，每于受凉或劳累后鼻塞，近 1 个月症状加重。曾多次按过敏性鼻炎治疗，均无效。刻下症见：鼻塞加重，怕冷，右耳耳鸣，口苦，夜间易汗出，舌质暗红，苔黄腻，脉沉细有力。辨为表里阳虚之证。治当温阳固表，兼以宣肺通窍，方拟麻黄附子细辛汤、玉屏风散合二仙汤加减，以麻黄、炮附子、细辛、杏仁、炙甘草、炙黄芪、防风、炒白术、仙茅、淫羊藿、知母、黄柏、肉桂、干姜、路路通、辛夷处方 7 剂。1 周后复诊，患者自诉服上方 2 剂感觉明显好转，7 剂后诸症均减轻，来诊症见鼻中有热感，夜间汗出减轻，怕冷减轻。咽痒，咳嗽，咯痰色黄，大便偏稀，舌淡红，苔白腻，脉滑数尺脉不足。因上方疗效显著，故治则治法同前，以巩固疗效。依症调方，本次采用双处方，一方以麻黄、炮附子、细辛、杏仁、桑白皮、炙黄芪、防风、苍术、白术、薏苡仁、砂仁、蝉蜕、路路通、肉桂、干姜、辛夷处方 7 剂，重在温阳固表。一方以桑白皮、杏仁、连翘、炙甘草、仙鹤草、蝉蜕、细辛、僵蚕、全瓜蒌、黄连处方 7 剂，重在清肺化痰。双处方，隔日 1 剂，交替服用。2 个月后随访，患者自诉药尽症消，未再复发。

"鼻窒，窒，塞也"，"但见侧卧上窍通利，下窍窒塞"，本案病属中医"鼻窒"范畴。"阳虚则外寒"，故见常因受凉后诱发鼻塞，劳累后，又见平素怕冷之象；患者年逾花甲，肾气始衰，而肾之阳气又为全身阳气之根本，故辨证为阳虚，治当温阳固表。又因"肺气通于鼻"，"肺气虚则鼻塞不利少气"故其病位在肺，治疗时兼以宣肺通窍。方用麻黄附子细辛汤、玉屏风散合二仙汤加减。麻黄附子细辛汤主治"寒中少阴之经，而复外连太阳之证"，为少阴病之初，肾阳不足，又兼感外邪的太少两感证的主方。麻黄辛温发散，又可宣肺，与降利肺气的杏仁相伍，使宣降相宜；附子意在温肾阳，充表阳；细辛性烈而走窜，可使温煦之力直达于表，并通鼻窍。玉屏风散可益气固表，方中又用二仙汤以温补肾阳，加肉桂、干姜，增强温补脾肾之效。配以路路通、辛夷宣通鼻窍，共奏治疗之功。

二诊时，诸症已明显改善，可知初诊时辨证准确，故治法同前。本次患者舌苔白腻，脉见滑象，故除温阳宣肺之品外，加入薏苡仁、砂仁以化湿；患者大便偏稀，辅以苍术、白术健脾以利湿。二诊处方出现慢性咽炎、痰色黄之证，为肺热之象。故临证处方加用宣肺平喘，清肺化痰之法。方中蝉蜕可清咽利喉，僵蚕止痉，两药合用可止咳利咽；仙鹤草性平，收敛止血兼可解毒，为李浩教授治疗肺热咳嗽之临床效药。从证论治，切中病机，服之即效。

（谭展飞　文嘉钰）

# 以"火郁发之"泻黄散巧治唇炎

患者郭某，女，28岁。以"嘴唇干裂1年半余"于2013年8月1日初诊。患者1年半前暑假期间，出现嘴唇干裂疼痛，前往某西医院就诊。经西药治疗后无效后，常年口服复合维生素B片、外涂润唇膏，症状发作频率与四季无明显关联。平素经常发疱疹，疲劳感不著，偶有失眠，胸闷憋气，口干苦，大便偏稀，矢气臭秽。现症见：口唇脱皮，唇内侧多发口疮，发痒，颌下淋巴结肿大，口臭，自觉身体发烫，时有恶心欲吐。查舌脉见：舌淡红，苔薄黄，脉弦濡。辨为脾经伏火之证，治宜泻脾散火，疏以泻黄散加减，以藿香、防风、生石膏、栀子、茯苓、生白术、蒲公英、石斛、怀牛膝、陈皮、知母、黄柏、生麦芽处方14剂。

2周后复诊，自诉服药后口唇裂皮变薄，色好转，渗液减少，张口疼痛减，仍时有恶心，大便不成形。查舌脉见：舌红苔少，脉弦弱。以上方加量茯苓、白术处方14剂。2个月后因感冒就诊，随访告知服药后唇干裂愈，嘴唇红润。

结合患者临床表现，辨为唇炎，"脾足太阴之脉连舌本，散舌下"，"脾之合肉也，其荣唇也"，指出口唇之为病多由脾经所主。本例患者素体湿热，郁积经络，循经上炎，故口唇干裂疼痛，内有溃疡，淋巴结肿大；脾胃运化不行，清浊不分，腐熟太过故见口臭、大便稀溏、矢气臭秽；伏火熏蒸周身毛孔，故见身热；舌淡红，苔薄黄，脉弦濡，均为脾经伏火阻之象。故治以泻脾散火，方选《小儿药证直诀》之泻黄散加味。泻黄散为"火郁发之"代表方，主治脾经伏火熏蒸所致口疮、口臭、烦渴易饥、口燥唇干等症。方中石膏辛寒清热，山栀苦寒泻火并能引热下行，从小便而解。防风与栀子相配，于清热之中配以升散之品，以使寒凉而不致冰伏。藿香化湿醒脾，与防风相配伍，有振复脾胃气机之用。又加用茯苓、白术、陈皮等，寓异功散之意，健脾益气、利湿止泻；蒲公英专入脾胃，清热定痛；石斛滋阴清热，敛疮生肌；知母、黄柏清相火之源；怀牛膝引热下行。诸药合用，共奏泻脾散火之功。二诊患者口唇脱皮、溃疡均有明显好转，但仍大便不成形，故加重茯苓、白术用量以健脾燥湿。患者服 14 剂终获痊愈。本案处方构思巧妙，寓护脾于泻脾之中，可堪师法。

## 【原文】

### 《小儿药证直诀》泻黄散

治脾热弄舌。

藿香叶（七钱），山栀子仁（一钱），石膏（五钱），甘草（三两），防风（四两去芦，切，焙）。

上锉，同蜜酒微炒香为细末，每服一钱至二钱，水一盏，煎至五分，温服。

**【白话注解】**

泻黄散主要用于治疗脾经伏热所致口舌外露扭动。脾开窍于口，唇为外候，今脾有伏火郁热，熏蒸于上，口唇即有热象，发为口疮、口臭、烦渴易饥，口燥唇干等。本方清中有散，降中有升，泻脾而不伤脾，是"火郁发之"之代表方。

（张　震）

# 第二章　经方论治

## 谈桂枝加龙骨牡蛎汤的临证应用

### 1. 身痛案

殷某，男，汉族，2011 年 3 月 3 日初诊，无明显诱因出现全身难以名状之剧痛，以前胸后背为甚，痛剧难忍，全身乏力，心烦，胸闷，左手中指关节痛，颈项不舒，后背汗出，口渴，舌红苔黄，脉弦紧。外院检查未见明显异常。李浩教授："邪入阳明，但无里实，风寒外邪未尽，阻滞经脉，此证应辨为风邪外袭、营卫不和、经络失养。方药以桂枝加龙骨牡蛎汤加减。处方：桂枝 12 g、白芍 10 g、生姜 10 g、大枣 6 枚、生龙骨（先煎）30 g、生牡蛎（先煎）30 g、黄芪 30 g、防风 10 g、炒白术 10 g、葛根 15 g、杏仁 10 g、大黄 6 g、黄连 6 g，7 剂。"患者 2011 年 5 月 31 日因他病前来就诊，云药尽痛止，已愈。

### 2. 多汗案

患者，女，75 岁，2012 年 5 月 19 日因多汗伴汗出恶风多年前来就诊。患者每于晨醒后即感烘热，随之自汗出，渐至动则全身汗出，头汗尤甚，因受风即感头痛，头怕风吹，平素需着连帽上衣以便随时盖护头部，天热亦如此；自觉手心热，舌质淡暗胖有齿痕，苔白微黄腻，脉浮。李浩教授："醒时出汗、动则为甚、汗出如浴、衣衫濡湿、汗后恶风，此当属营卫不和之证，桂枝加龙骨牡蛎汤加减。处方：桂枝 12 g、白芍 10 g、生姜 12 g、大枣 6 枚、炙甘草 6 g、煅龙骨 40 g、煅牡蛎 40 g、生黄芪 40 g、麻黄根 10 g、葛根 30 g，4 剂。"2012 年 5 月 24 日复诊，汗出已大减，时有头晕、头痛，舌淡胖有齿痕。李浩教授："脾虚，久病入络。桂枝汤本来不是大发汗药，食热粥、温覆才使汗出，今加龙骨、牡蛎等收敛药，用以调营卫和气血而减其发散之功。原方加味：桂枝 12 g、白芍 10 g、生姜 10 g、大枣 5 枚、炙甘草 6 g、生龙骨（先煎）40 g、生牡蛎（先煎）40 g、生黄芪 40 g、麻黄根 10 g、党参 12 g、炒白术 10 g、陈皮 10 g、蜈蚣 2 条，7 剂。"随访已愈。

### 3. 失眠案

孙某，女，42 岁，2022 年 6 月来诊，诉被失眠困扰已有 10 余年，多方名医处就诊后服用中药无果，在 40 ℃的夏天手脚冰凉，怕风怕冷，不能吹空调，心慌，乏力，自汗，纳差，有服用安眠药的习惯，查舌脉见舌暗苔白、脉细弱。予 5 剂桂枝龙骨牡蛎汤加减治疗。服药后失眠、自汗、心慌、怕冷都有不同程度的减轻，复诊因舌暗合用桂枝茯苓丸加减治疗，两周后已可停服失眠药。李浩教授："《金匮要略论注》记有'桂枝、芍药，通阳固阴；甘草、姜、枣，和中上焦之营卫，使阳能生阴，而以安肾宁心之龙骨、牡蛎为辅阴之主'。"

上述三例病患虽疾病不同，然辨证皆以营卫不和为主，"自汗、怕风、脉弱"就是典型的桂枝汤证，故选方时均用桂枝加龙骨牡蛎汤治疗，李浩教授根据病情作了药味加减和剂量调整。《医方集解》有云："桂枝、生姜之辛以润之，甘草、大枣之甘以补之，芍药之酸以收之，龙骨、牡蛎之涩以固之。"不仅是失眠、自汗、身痛能用桂枝加龙骨牡蛎汤，只要见到典型的桂枝汤证就可结合实际情况考虑使用，包括过敏性鼻炎、湿疹、甲状腺疾病、妇科疾病、消化系统疾病等。

清代医家俞震云："闻之名医能审一病之变与数病之变，而曲折以赴之，操纵于规矩之中，神明于规矩之外，靡不随手而应，始信法有尽，而用法之巧无尽也。"在临床实践中能切中病机随证选方，变化圆通用药，就是中医精髓之所在。

## 【原文】

《金匮要略·血痹虚劳病脉证并治第六》："夫失精家，少腹弦急，阴头寒，目弦，发落，脉极虚芤迟，为清谷，亡血失精。脉得诸芤、动、微、紧，男子失精，女子梦交，桂枝加龙骨牡蛎汤主之。"

### 桂枝加龙骨牡蛎汤方

桂枝、芍药、生姜各三两，甘草二两，大枣十二枚，龙骨、牡蛎各三两。

上七味，以水七升，煮取三升，分温三服。

## 【白话注解】

经常亡失精液的患者，少腹拘紧不舒，龟头寒凉，头目昏眩（一作眼眶疼痛），脱发，脉象极为虚弱兼有芤迟，多见下利清谷、亡血、失精的症状。若脉来芤动或微紧，则男子遗精、女子夜梦交配，用桂枝龙骨牡蛎汤治疗。原文中"失精家""发落""脉虚"等皆为体虚之征，故以桂枝汤调和阴阳，加龙骨、牡蛎潜阳固涩，对营虚卫弱不能阳（卫阳）固阴（营阴）守者，皆有较好疗效，为和营卫、调阴阳、收敛固涩之方。

（谭展飞　赵　明）

# 调和营卫治汗证

汗证，西医病名为"多汗症"，研究发现本病与抑郁焦虑状态及睡眠障碍等相关。本病发病机制至今仍不明确，治疗手段包括氯化铝、抗胆碱能药物口服及肉毒杆菌毒素注射、内镜下交感神经切除术等，但副作用较多，治疗效果欠佳。长期异常汗出严重影响患者的生活质量、耗伤气血津液，需要及时治疗。

古籍中对汗证病机的论述颇丰，多数医家认为自汗病机多为气虚、阳虚、火热、湿热、痰湿等，盗汗病机多为阴虚、血虚等。李浩教授认为阴阳失调、营卫不和是汗证的核心病机，并进一步指出汗证阴阳失调的本质在于气与津液的失调，与营卫之气失常密切相关，可分为 6 种。

### 1. 卫表失司，气不摄津

卫气由中焦所化生，从上焦宣发，至皮肤分肉之间，发挥固摄温煦的作用。《灵枢·本藏》云"卫气和则分肉解利……腠理致密矣"，外部的卫气不足，毛窍开合失司，津液失于固摄而外泄，肌腠失于温煦而恶风，表现为以汗出伴乏力、恶风为主的特点。符合《伤寒论》第 53 条"卫气不共荣气谐和"的病机，为卫气虚证。此种情况李浩教授多运用桂枝汤调和营卫，合玉屏风散增强固表之力，合牡蛎散增益止汗之功，每获捷效。此外，与人体阴阳出入变化密切相关的异常汗出，如睡眠阳入于阴时的多汗，亦可合用本方，不必拘泥于盗汗阴虚之说。

### 2. 卫阳不固，阳虚津伤

汗出过多兼见恶风寒、后背凉、下肢发凉或拘急、身体疼痛者，属阳虚。《景岳全书》言："阳气内虚，则寒生于中而阴中无阳，阴中无阳则阴无所主而汗随气泄。"表阳不固汗出伤津，汗出过多则进一步损伤阳气。阳气虚衰，卫外不固，故汗出恶风；背为阳，四肢为诸阳之末，阳气失于温养则出现肢凉、疼痛等症。此种情况李浩教授多运用桂枝加附子汤加减。附子常用剂量为 6~15 g，对于小腹发凉或胀满者，常加乌药、小茴香等；对于津液耗伤、口干欲饮明显者，常加石斛、天花粉等。

### 3. 卫强营弱，阴不涵阳

"阴者，藏精而起亟也；阳者，卫外而为固也"，卫气昼行于阳而夜行于阴。如果阴平阳秘的状态被打破，阴精不足，阳失于涵养，阳浮于外而不能入阴，津液会随之失于固摄，外泄而多汗。阴虚不能敛阳之汗证，临床多表现为汗出兼见烦热、心悸、夜寐不安、口干等。此种情况李浩教授常运用桂枝加龙骨牡蛎汤加减。原方本为"亡血失精"而设，因"汗血同源""精血同源"，故也可用于多汗。正如《经方实验录》中所述，桂枝加龙骨牡蛎汤"不惟治遗精，并能治盗汗"。

### 4. 营卫倾移，津随气泄

营卫之气的升降出入受到脏腑功能的影响，津液的生成与转化亦受到脏腑气机的调控。汗为心之液，肺主卫，脾为胃行其津液，肝疏泄一身气机，肾主水。心肾交济为用，则气机表里运行及津液之输布正常。如女性绝经前后天癸渐竭、肾精肾阳渐亏，气机本当以敛降为宜，若五志过极或养护失宜，则易导致脏腑阴阳失调，继而表现为肝肾亏虚、阴不敛阳、气亢于上，或肾阴下亏、心肾不交、心火独亢等。周身气机当藏不藏，失于敛降，导致津液外泄，汗出异常。对于绝经前后因脏腑阴阳失调导致营卫倾移，烘热汗出兼见小腹怕凉或下半身凉等上热下寒证的患者，李浩教授常选用二仙汤加减治疗。针对此阶段女性的生理病理特点，兼顾情志，阴阳双调，温阳敛汗，对绝经前后诸证这一原发疾病进行综合治疗，则汗证可愈。若手足心热、心中烦热甚者，加龟甲、鳖甲等；若兼见失眠、入睡困难者，常加夏枯草、法半夏、秫米等。

### 5. 营卫气郁，迫津上越

此型多表现为头汗，头汗可与其他部位的出汗同时出现，对于头汗多，伴心烦易怒、急躁面赤、胸部灼热或前胸出汗等症的患者，李浩教授认为是上焦郁热所致。《血证论》云："但头汗出，身不得汗者，乃阳气内郁。"情志不畅影响气机疏泄，或饮食失宜等导致宿食、湿浊等有形病理因素阻滞，气机不能畅行，津液代谢继而失调。上焦气机郁而化热，热从上越，逼津外泄，则头汗多；郁热扰及心神，还会出现心中烦乱不安等症。此种情况李浩教授常运用栀子豉汤清宣胸中郁热。"火郁发之"，治在轻清宣郁，使三焦通利，气津得以正常宣展，郁开而热清，汗出可止。选用栀子 10～15 g、淡豆豉 6～10 g。若上焦火郁甚者，常加莲子心、黄连等药，以增加清心火之力；若痰热明显者，加夏枯草、法半夏以消痰开郁、交通阴阳；若郁热波及少阳，表现为头汗出兼见性情急躁、大便稀、脉弦者，合柴胡桂枝干姜汤加减。

### 6. 营卫郁滞，气津不畅

对于汗出兼见胆小易惊、胸胁不适、口苦、脉弦者，或绝经前后潮热汗出、情志不畅、失眠者，李浩教授认为多因少阳经气不畅，气机郁滞在半表半里之间，致使营卫之气升降出入失常，故可出现汗出异常。此种情况李浩教授常运用柴胡加龙骨牡蛎汤加减治疗。因铅丹有毒，临证时李浩教授常用代赭石、磁石、珍珠母等代替。若情志不畅较甚者，常加玫瑰花、合欢花疏肝理气、解郁安神，或合甘麦大枣汤以养心除烦。

孙某，女，57岁。2022年4月12日初诊。主诉：全身汗出增多半年余，加重1个月。患者半年前感冒伴汗出增多，感冒愈后汗出不减，症状时重时轻，未经治疗。近1个月汗出加重，伴体虚乏力、情绪不畅，遂至李浩教授门诊就诊。刻诊：周身汗出多，汗后恶风，疲劳乏力，心悸，恐惧，委屈欲哭，心烦，口干，易饥饿。舌淡红，苔白，脉沉弦细。西医诊断：多汗症；中医诊断：汗证（卫表失司、气不摄津）。治以固表敛汗、补益营阴。予桂枝汤合玉屏风散、牡蛎散加减。处方：桂枝12 g，白芍12 g，炙甘草10 g，大枣30 g，生姜10 g，生黄芪40 g，防风12 g，炒白术12 g，煅龙骨30 g（先煎），煅牡蛎30 g（先煎），柴胡15 g，浮小麦40 g，炒栀子12 g，知母20 g，生石膏40 g，党参30 g，生地黄20 g。14剂。每日1剂，水煎，分早晚饭后温服。

2022年4月26日二诊：患者汗出恶风减轻，全身症状改善，心情明显好转，仍口干。舌淡红，苔黄，脉濡细。予初诊方去知母，加石斛20g、蒲公英30g，14剂，煎服法同前。

汗证病因病机复杂而症状多样，治疗较为棘手。李浩教授指出临证应抓主要矛盾，仔细辨明阴阳，以平为期。组方时可以灵活多变、多法并用，总体遵循"燮理阴阳、调和营卫"的治疗原则，不能一味见汗止汗，否则病本难除而留寇为患。汗证愈后亦应注重善后调养，外避邪气、内养正气，方可无虞。李浩教授从气与津液的角度出发，思路清晰，直指病本，用药独具特色，疗效颇丰，值得临床借鉴。

## 【原文】

《伤寒论·辨太阳病脉证并治上》："太阳中风，阳浮而阴弱，阳浮者，热自发，阴弱者，汗自出，啬啬恶寒，淅淅恶风，翕翕发热，鼻鸣干呕者，桂枝汤主之。"

### 桂枝汤方

桂枝三两（去皮），芍药三两，甘草三两（炙），生姜三两（切），大枣十二枚（擘）。

上五味，㕮咀三味，以水七升，微火煮取三升，去滓，适寒温，服一升。服已须臾，啜热稀粥一升余，以助药力，温覆令一时许，遍身漐漐微似有汗者益佳，不可令如水流漓，病必不除。若一服汗出病差，停后服，不必尽剂；若不汗，更服依前法；又不汗，后服小促其间，半日许令三服尽；若病重者，一日一夜服，周时观之，服一剂尽，病证犹在者，更作服；若汗不出，乃服至二三剂。禁生冷、黏滑、肉面、五辛、酒酪、恶臭等物。

**【白话注解】**

患者受到外界风邪侵袭，出现太阳中风之证时，体内阳气（即正气、卫气）浮于体表以抗邪，但同时体内的阴气（即营血、津液等）相对显得虚弱不足。阳气聚于体表，与邪气抗争时产生热量，则患者自然出现发热。而营阴不足，则不能很好地固护体表，营阴外泄则导致汗液不自主地流出。卫气不固，营阴外泄，则为营卫不和。此时患者自觉一阵阵地怕冷，如冷水淋身畏惧吹风，身体则如被温暖气流包裹一样微微发热，鼻塞流涕出现鼻鸣声，胃气上逆而出现干呕之症。针对这种太阳中风之证，应当用桂枝汤治疗。

可知桂枝汤主证为汗出、恶风、发热、头痛、鼻鸣干呕，多为外感风邪、卫阳不固、营阴亏虚、营卫不和所致。方中桂枝发汗解表、温补中阳，白芍敛阴和营、收涩止汗，二者合用，一散一收，调和营卫。生姜辛温解表，助桂枝振奋卫阳，大枣甘平益气，助白芍滋阴养营，生姜、大枣相合升腾脾胃生发之气。配以炙甘草调和诸药，共奏祛风解肌、调和营卫之功。

（谭展飞　魏　微　张　震　文嘉钰　赵　明）

# 谈柴胡桂枝干姜汤的临证验案

柴胡桂枝干姜汤为解太阳、和少阳、温太阴，三经同治之方，见于《伤寒论》第147条："伤寒五六日，已发汗而复下之，胸胁满微结，小便不利，渴而不呕，但头汗出，往来寒热，心烦者，此为未解也。柴胡桂枝干姜汤主之。""伤寒五六日"提示曾有表证；"已发汗而复下之"提示中阳已伤；"胸胁满微结""但头汗出，往来寒热"提示少阳经气不利，三焦气机不通。方中干姜以温中阳；柴胡、黄芩以和少阳；桂枝以解剩余之表证或通阳化气，畅达三焦，对太阴阳虚，少阳不畅，无论有无表证的患者均有较好疗效，可用于治疗慢性乙型肝炎、消化性溃疡、肠易激综合征、乳腺增生症、过敏性皮肤病、口炎舌痛等疾病。现将李浩教授应用柴胡桂枝干姜汤医案分享如下。

## 1. 面部疱疹（粉刺）案

某女性患者面部疱疹反复发作，色暗，无溃破，以右下颌为甚，曾就诊于皮肤科予口服及外用药物而症状未见明显缓解，平素怕冷，性急，胸闷，憋气，喜叹息，倦怠，腰酸，纳食可，夜眠差，入睡可，但睡不实，大便偏稀，日1次，舌体胖，边有齿痕，质淡红，苔薄黄腻，脉沉弦。李浩教授辨为胆火（肝气）内郁、脾阳不振之少阳太阴合病。治以疏肝健脾，和解少阳，温脾散寒。处以柴胡桂枝干姜汤加连翘、桑白皮、赤小豆等，并嘱调饮食，少食凉、辣之物，畅情志。

本例患者乃胆火（肝气）内郁，日久传脾致脾阳不振之少阳太阴合病，胆火内郁，湿热内生，脾气虚寒，湿浊失运，湿浊邪毒上扰遂生粉刺。肝气不舒见性急、喜叹息，脾阳不振，水湿不化见倦怠、大便稀，舌脉均为佐证。方用柴胡桂枝干姜汤，以柴胡、黄芩清利肝胆，干姜温补脾阳，桂枝通阳化气，用郁金加强疏肝解郁之力，党参加强益气健脾之力，加用连翘、赤小豆清热解毒利湿，桑白皮清泻肺热等，肝脾共治，兼顾肺热湿浊，全方标本兼治，方证相应，故数剂而瘥。

### 2. 亚健康（虚劳）案

赵某，女，62岁，以汗出乏力多年就诊。患者平素汗出较多，以活动后明显，怕冷，多穿衣时则怕热，时有头晕、心慌，多虑，胆怯易惊，膝关节疼痛，双下肢发凉，纳食尚可，夜眠欠安，大便正常，小便不利，夜尿频。舌暗红，苔黄腻，脉沉涩。李浩教授辨为邪在少阳之寒热错杂、虚实兼夹证。治以和解少阳，滋阴温阳清热。以柴胡桂枝干姜汤合二仙汤加减（柴胡、桂枝、干姜、天花粉、黄芩、生龙骨、生牡蛎、仙茅、淫羊藿、巴戟天、知母、黄柏、陈皮、清半夏、珍珠母、玫瑰花）14剂。2周后复诊，服上药后汗出减轻，胆怯、头晕好转，夜尿仍较频数，腰部发胀，心慌气短，觉心胸窜痛，善太息，倦怠、乏力，舌暗红，苔略黄腻。在上方基础上，减二仙温阳之力，加薤白、延胡索、赤芍等通阳散结、活血止痛之品，处方：柴胡、桂枝、干姜、黄芩、生龙骨、生牡蛎、瓜蒌皮、炙甘草、薤白、延胡索、玫瑰花、茯苓、炒白术、赤芍、合欢皮、知母，服药后诸症明显缓解，精神好转，嘱其畅情志，调饮食，劳逸结合，若有不适再诊。

少阳胆经郁热，汗出津伤阴液匮乏，脾肾阳虚失于温煦。邪在少阳，正邪相争见往来寒热；经气不利、气机失调见小便不利；郁热迫津液外越而见汗出；少阳受邪，经腑同病见胆怯易惊；胆热循经上扰心神见心慌、多虑等。药用柴胡和解少阳，桂枝通阳化气并助邪从表解，"见肝之病，知肝传脾，当先实脾"，干姜温里以顾护脾胃；汗出伤津，天花粉清里热生津兼可祛痰以化黄腻苔，黄芩可清郁火，牡蛎既可散气机凝滞又可收敛固涩止汗；取二仙汤之意加强滋阴温阳清热之力。全方力达和解少阳之功。再诊患者主症减轻，自觉心胸窜痛，基础方不变，加通阳散结、活血止痛之力兼顾血瘀之证，药证合拍，故获奇效。

### 3. 慢性胆囊炎、慢性胃炎（胁痛、胃痛）案

王某，女，75岁，以胸胁苦满胀痛、胃痛反酸多年就诊。胸胁苦满胀痛，胸憋气短，胃脘隐痛，反酸，腹部胀痛不适，腰部两侧隐痛不舒，汗出较多，头晕，心慌，晨起口苦，纳差，夜眠欠安，大便无力、偏干，小便调。舌暗红，苔薄黄微腻，脉沉弦细。既往慢性胃炎、慢性胆囊炎、高血压、冠心

病、糖尿病、结肠癌术后等多种基础病史。综合脉症，四诊合参，李浩教授辨为少阳郁热、经气不利兼血瘀之证，治以和解少阳，畅利气机，活血化瘀。药用：柴胡、牡蛎、干姜、黄芩、桂枝、全瓜蒌、生白术、紫苏子、桃仁、红花、吴茱萸、黄连、煅瓦楞子、延胡索、赤白芍，7剂。二诊时诸痛减轻，汗出明显，以柴胡桂枝干姜汤为底方，取桂枝汤之意调和营卫，加大量生黄芪既可益气固表止汗，又有降压之效。处方：柴胡、桂枝、全瓜蒌、黄芩、煅龙骨、煅牡蛎、生姜、白芍、大枣、黄芪、炒白术、吴茱萸、黄连、金钱草、大黄、陈皮，3剂，水煎服，日1剂。服药后诸痛汗出均明显好转，随访4个月余未见复发。

邪入少阳，枢机不利，累及阳明，经气凝滞故见苦满胀痛，病久入络，故见血瘀之象。治当辛开苦降，枢转少阳，调和阴阳。柴胡桂枝干姜汤寒温并用，和解少阳；桃仁、红花活血化瘀；左金丸泻火降逆；桂枝汤调和营卫。抓主证，用是方，药证相宜，获得良效。

### 4. 慢性咽炎（虚火喉痹）案

张某，女，44岁，李浩教授先后辨证论治选用二仙汤合柴胡加龙骨牡蛎汤、桂枝汤、小柴胡汤、小陷胸汤调理月余使其睡眠恢复正常，每日可睡至7~8小时，睡眠质量可。后患者因外感后嗓子干痒难忍来诊，口干口苦，不恶心，食后胃稍有堵闷感，恶进凉食，偶有心慌，睡眠可，梦稍多，耳鸣多年似蝉鸣，二便可。舌体淡红、舌尖红，苔薄白，脉弦。辨为表邪未解，邪入少阳，三焦气化失常，水饮内停。治以和解少阳，畅利三焦，温化水饮。方用柴胡桂枝干姜汤加减：柴胡、桂枝、干姜、黄芩、牡蛎、龙骨、瓜蒌、炒白术、枳实、蝉蜕、荔枝核、木蝴蝶、茯苓神、炒酸枣仁、生甘草，7剂。1周后复诊，诉诸症大减，以原方稍作加减继服7剂后诸症即除。

表邪未解，邪入少阳，三焦气化失常，水饮内结，气不化津，津不上承，则见咽部干痒难忍，口干口苦。选方柴胡桂枝干姜汤，柴胡、黄芩和解少阳之邪，桂枝、干姜辛温发散，振奋阳气，温化水饮，瓜蒌清热生津，润燥止咳，牡蛎软坚取逐饮散结之力，诸药合用，寒温并行，攻补兼施，使少阳邪热和解，三焦水道畅利，水饮得化，则诸症自解。

### 5. 低热疲困（发热）案

赵某，女，70岁，因低热伴全身乏困前来就诊。患者1周前着凉后感冒发热，服退热西药后感冒症状消失，但每日仍间断低热，夜间为甚，全身乏力，困重，头昏不清，睡眠差，大便溏稀。舌淡红，苔薄黄，脉弦细。李浩教授辨为表邪未尽，邪入少阳，少阳化热、太阴阳虚，治以清解少阳，温养太阴，予柴胡桂枝干姜汤加减。处方：柴胡、黄芩、桂枝、干姜、法半夏、生龙骨、生牡蛎、党参、茯神、芡实、浮小麦、小茴香，7剂。随访已愈。

少阳病，欲解时从寅至辰上，太阳邪气未尽而传入少阳，故夜间低热；退热药性寒伤脾阳，故大便溏稀；脾阳不振生湿，且邪入少阳，气机不畅，故全身疲困。予柴胡、黄芩清泻胆热，党参、干姜、桂枝、茴香温养中阳，使少阳郁热得清，太阴虚寒得温，诸症得解。

### 6. 头面汗出（多汗）案

马某，女，53岁，诉全身汗出以头面较多1个月余。患者1个月前受风后出现汗出，头面部多，颈项不舒，嗓子发痒，全身怕冷，下肢尤甚，大便溏稀，眼干眼涩，心烦，易紧张，舌淡红，苔薄黄，脉弦，尺脉沉。处方：柴胡、黄芩、法半夏、桂枝、白芍、生姜、红枣、炙甘草、陈皮、茯苓、枳壳、小茴香、巴戟天、干姜。患者后因他病来就诊时自述3剂即汗止。

### 7. 口苦纳差案

李某，女，63岁，无明显诱因出现晨起口苦，纳食减少，胃脘小腹发凉，大便时稀时干，疲劳乏力，舌红暗，苔黄，脉弦尺沉。李浩教授分析，口苦寻之胆热，纳少腹凉责之太阴，患者并无表证，桂枝于此通阳化气，调畅气机，用于疲劳乏力。予柴胡桂枝干姜汤原方加减：姜半夏、黄连、黄芩、干姜、党参、厚朴、黄芪、防风、升麻、柴胡、乌贼骨、鸡内金、桂枝、乌药、小茴香。

上述几案虽症状各有不同，但病机皆为少阳气机不畅，太阴阳虚，或兼见太阳表证未解，即为太阳、少阳、太阴同病，此为典型的柴胡桂枝干姜汤证，李浩教授在临床上会根据患者的症状做相应加减。在临床使用时，谨守病机即可，可不用过于拘泥疾病。刘渡舟教授在《伤寒论十四讲》中写道："余在临床上用本方治疗慢性肝炎，证见胁痛、腹胀、便溏、泄泻、口干者，往往有效。若糖尿病见有少阳证者，本方也极合拍。"正如仲景所言："观其脉证，知犯何逆，随证治之。"

（谭展飞　李文汉）

## 浅论苓桂术甘汤的临证应用

苓桂术甘汤为温补心脾、平冲降逆之剂，见于《伤寒论》第67条："伤寒若吐、若下后，心下逆满，气上冲胸，起则头眩，脉沉紧，发汗则动经，身为振振摇者，茯苓桂枝白术甘草汤主之。""若吐、若下后"提示阳气已伤；"起则头眩"则是因心脾阳虚，清阳不升，头目失养；"心下逆满，气上冲胸""身为振振摇""脉沉紧"均是水气之表现。仲景用苓、桂、术、甘四药相合，中阳得健，痰饮得化，津液得布，诸症自愈。以下为李浩教授临证应用该方的相关经验。

### 1. 气上冲胸案

许某，女，52岁，自述因数日前受惊引发气上冲至心、胸、咽部，故胸闷心悸，咽有堵感，大便可，舌淡暗红，苔薄白，脉弦滑。经方中除苓桂术甘汤外，桂枝加桂汤、奔豚汤亦可治疗奔豚病的气上冲胸症状。但奔豚病多为发作性，不为持续发作，故予以苓桂术甘汤加减，处方：茯苓、桂枝、炒白术、炙甘草、煅龙骨、煅牡蛎、白芍、大枣、丹参，14 剂。随访已愈。

### 2. 起则头眩案

刘某，男，54 岁，因反复眩晕来诊。自述被眩晕困扰已有数年，反复发作，体位改变时眩晕明显，伴有耳鸣，恶心欲吐，睡眠可，舌淡胖，苔薄黄，脉弦濡。"起则头眩"，苓桂术甘汤善治因体位改变而加重之头眩。此患者除体位改变加重之头眩外，还有恶心欲吐、舌淡胖、脉濡等一派痰湿之象，符合病机。故处以茯苓、桂枝、炒白术、炙甘草、泽泻、防风、升麻、白芷、竹茹、葛根、桔梗、生龙骨。随访已愈。

### 3. 心悸时发案

毕某，女，90 岁，因腹胀、心悸、失眠初诊，后复诊，诉腹胀减，心悸、失眠虽较前缓解，但仍时发，纳尚可，大便溏，舌红，苔水滑，脉弦细。此患时发心悸，虽并无水气上冲之表现，但舌脉乃一派水湿之象，结合患者症状，故辨证为心脾阳虚、水气凌心之心悸。故处以苓桂术甘汤加减，处方：茯苓、桂枝、炒白术、炙甘草、石斛、党参、厚朴、莪术、炙黄芪、姜半夏、补骨脂、骨碎补、神曲、生龙骨，14 剂。

以上三案虽症状表现各有不同，但都谨守心脾阳虚，水气上冲之病机。头眩且随体位改变而明显，心悸、水气上冲都是其典型症状。李浩教授常教导学生临证既不能恪守所有主证，也不能看见一个就套用方剂，而要整体分析其病机，病机贴合即可大胆使用，正如仲景所言：不必悉具。

清代医家叶桂言："饮属阴类，故不渴饮，仲景五饮互异，其要言不烦，当以温药和之，通阳方法，固无容疑惑，大意外饮治脾、内饮治肾，是规矩准绳矣，议用苓桂术甘汤。"李浩教授常教导我们，恪守温药和之之大法，谨守病机，大胆处方，定可效若桴鼓。

（谭展飞 李文汉）

# 浅析五脏元真论

张仲景《金匮要略·脏腑经络先后病脉证第一》云："五脏元真通畅，人即安和。""元真"即元气、真气。仲景认为尽管反常气候能伤害人体，但若五脏乃至六腑元真通畅，人也就安和无病。一旦元真不畅，反常气候即所谓的客气邪风乘虚而入，就会导致疾病的发生。医学实践证明该理论可较好地说明人体的生理功能变化，并可认为"五脏元真通畅"是人体健康的表现。因此，有学者提出脏腑经络病变尽管临床表现多端，都离不开气滞水停血瘀、五脏元真不畅的基本状态，通畅五脏元真是杂病治疗的关键。

《金匮要略》是张仲景在研习《黄帝内经》的基础上写成的，文中沿用了《黄帝内经》时期形成的许多概念，所以"五脏元真通畅"中的"五脏"也应该受到《黄帝内经》五脏概念的影响。《素问》中有："所谓五脏者，藏精气而不泻也。"《灵枢》言："五脏者，所以参天地，副阴阳，而运四时，化五节者也。"可见中医五脏的真正内涵是机体的调节控制系统。

五脏元真包括了人体正常的功能代谢和形态结构。"元真"一词最早见于《金匮要略》，历版中医本科《金匮要略》教材皆解作"元气或真气"。中医认为，元气主要由肾脏的先天之精所化生，通过三焦而流行于周身，以推动和调控人体各脏腑、经络、形体、官窍的生理活动。"五脏元真通畅，人即安和"，此处"元真"，不仅指元气或真气，还应包括《黄帝内经》"精气学说"中之"精气"：一种无处不在、无时不有而又无形可见、其用可征的极微极细之物。这一点是仲景对《黄帝内经》中精气概念的发展，"元"和"真"两字都含有"精气"之义。从这一角度分析，五脏元真包括了人体正常的功能代谢和形态结构。元真之气是人体生命活动的原动力，元真不畅必然导致人体生命功能障碍，一者易致外邪入侵，二者易致人体精、气、血、津液运行与输布失常，引起气滞血瘀津凝，产生痰浊、瘀血等病理产物，这些病理产物又可阻碍精、气、血、津液的运行与输布，造成恶性循环，从而导致疾病的发生。因此李浩教授认为，通畅元真，调畅人体的精、气、血、津液是治疗疾病的重要准则之一，也是临床上辨治疑难杂病的重要方法之一。尤其在治疗老年肿瘤患者时，李浩教授常用半夏、苍术、厚朴等健脾化湿，砂仁、陈皮、木香等醒脾调气机，通畅元真以达到治疗的目的。

"通畅"二字，诠释为充实、通畅。"元真通畅"即生命物质充裕、生理功能正常、抗病能力强盛。在我们看来，"通畅"是人体新陈代谢的一种生理状态。虽然"通畅"的表现形式可因内外环境改变、个体差异等而有所不同，但都是正常的生命现象。人体的脏腑经络系统调节人体内外信息流和能量流的方式多样，体内复杂的神经内分泌系统的自稳调节可以保证，面对不断变化的外环境，机体仍然可以维持自身气血津液和脏腑经络的信息流和能量流的"通畅"状态。

《素问·调经论》曰："血气不和，百病乃变化而生。"《素问·生气通天论》曰："凡阴阳之要，阳密乃固，两者不和，若春无秋，若冬无夏，因而和之，是谓圣度。"《灵枢·脉度》篇曰："肺气通于鼻，肺和则鼻能知香臭矣；心气通于舌，心和则舌能知五味矣；肝气通于目，肝和则目能辨五色矣；脾气通于口，脾和则口能知五谷矣；肾气通于耳，肾和则耳能闻五音矣。"由此可以看出《黄帝内经》是从人体阴阳气血、五脏功能及时令等方面，论述了"和"是维持人体正常生命活动的基本条件。仲景《金匮要略》继承发展了《黄帝内经》"和"之理论，其"若五脏元真通畅，人即安和"中的"和"即指机体之阴阳、表里、营卫、气血、寒热、虚实等处于阴阳动态平衡之正常生理状态。此种解释与《黄帝内经》"阴平阳秘，精神乃治"有相通之处。

五脏元真通畅是健康的基础，首先，仲景从人与自然的密切关系谈起，指出人体的健康离不开自然环境。人体的五大功能系统与外环境通过共有的物质基础"元真"来保持和谐统一。若五脏本身的元真及其与之密切联系的外环境的元真均充实、调畅，人体抗病能力就强，就能够适应内外环境的变化，就不会被邪气侵犯而保持健康。李浩教授认为，首先，"五脏元真通畅"表示人体精气处于和畅流通的状态，人体与外环境之间时时交流沟通。其次，"五脏元真通畅"强调人体内部精气之间的充实、通畅是保证人体新陈代谢正常运行的必备条件。进而在观念上把人体的局部与整体统一起来，把人与外环境统一起来，体现出中医的整体观念。

杂病治疗是仲景医学的特色之一，继承发展仲景杂病治疗的理论有重大的现实意义。科学虽已发展到今天，但尚不能完全解释某些生理和病理现象，这体现了人是自然属性和社会属性组成的复杂体。若"五脏元真通畅，人即安和"的理论很好地解决了人体这一复杂体的病理难题。疾病的病机都离不开气滞、水停、血瘀，离不开五脏元真不畅的基本状态。

李浩教授常言，通畅元真，以及通调精、气、血、津液当从虚实两端着手。实是指人体元真不畅，精、气、血、津液运行与输布失常，可由外感六淫或内生湿浊瘀血所致，亦包括内伤七情、气机郁滞所致者，治当祛邪致畅或疏通气机。如上述病案所采用的温经散寒、活血化瘀、清热利湿等方法即属祛邪致畅的范畴，疏肝、和胃等即为疏通气机的治则。虚是指人体元真不畅，精、气、血、津液运行与输布失常，是由于人体本身的真阳不足，精、气、血、津液亏虚所致，则治当补益致畅，诸如用温补命门、填精补血、益气生津等方法。

（谭展飞　李文汉）

# 妙用经方调心律失常

《伤寒论》是一部具有独特学术价值、融理法方药为一体的辨证论治巨著，在中医学发展史上奠定了中医临床发展的基础。该书是张仲景在继承古代医籍精华的前提下，经过验证与实践，融辨证论治与方证理论为一体的一部古代循证医学巨著，其影响遍及中医临床各科。许多经方亦被运用于治疗心血管疾病，并取得了良好的疗效。现将李浩教授应用经方治疗心律失常的经验总结如下。

心阳虚心悸多见易惊善恐，心神不宁，胸闷或胸痛，气短，颜面肢体浮肿，形寒肢冷，面色苍白，治以温通心阳。《伤寒论》："发汗太多，其人叉手自冒心，心下悸欲得按者，桂枝甘草汤主之。"桂枝甘草汤的功效是温通心阳。方中药用桂枝、炙甘草，其中桂枝辛甘性温，温补心阳，与甘温补气之炙甘草相配，辛甘化阳，温通心阳。现代临床药理研究也证实，桂枝具有强心作用，甘草能对抗乙酰胆碱，增加心肌收缩幅度，兴奋心脏。故桂枝、甘草合用具有正性肌力作用。临床上常用于治疗以心悸、心下悸为主诉的肺源性心脏病、风湿性心脏病、冠心病等伴心律失常者。

心阴虚为主，兼见阳气不振型，多见胸闷气短、失眠、烦躁、五心烦热、潮热、盗汗，治以养阴通阳。《伤寒论》云："伤寒，心动悸，脉结代，炙甘草汤主之。"炙甘草汤功效为滋阴养血，通阳复脉，可用于治疗心阴阳两虚之心悸等。方中重用炙甘草补中益气，合人参、大枣补中气，气足血生，以复脉之本；生地黄、麦冬、阿胶、火麻仁养心阴，补益血脉；另有桂枝、甘草辛甘化阳，以温通心阳，加清酒振奋阳气，温通血脉。可见炙甘草汤也有正性肌力作用，改善心肌缺血，还有抗期前收缩的作用。故炙甘草汤善治阴虚型的心律失常。

少阴里虚证症见神疲、体虚、脉沉，伴发热恶寒、身痛，治以温经解表。"少阴病，始得之，反发热，脉沉者，麻黄细辛附子汤主之。"麻黄细辛附子汤由麻黄、炮附子、细辛组成，可温阳散寒。现代研究表明，此三味药均有增快心率、兴奋心肌、扩张血管、增加冠状动脉血流量的作用，临床可用于治疗缓慢型心律失常。

心脾两虚、中气不足的心律失常，症见心悸心烦，神疲懒言，头晕眼花，舌淡白而胖大，苔白，脉沉迟而弦，治以温中健脾，扶正透邪。"伤寒二三日，心中悸而烦者，小建中汤主之。"伤寒初起见心中悸而烦，提示心气素虚，邪有内陷之危。小建中汤由桂枝汤倍芍药加饴糖组成，甘温助阳，酸甘化阴，故能调和阴阳。本方通过建中化气生血，平调阴阳治疗心脾两虚。

水犯心胸所致的心律失常多见气上冲胸、起则头眩。治以温阳健脾，利水降冲。"伤寒，若吐，若下后，心下逆满，气上冲胸，起则头眩，脉沉紧，茯苓桂枝白术甘草汤主之。"苓桂术甘汤方是桂枝类方中的利水剂，适用于水饮证。"气上冲胸"是苓桂术甘汤的病机所在，"起则头眩"则是该方证的特征表现，多见于心脏疾病。现代药理学研究表明该方有抗心肌缺血及抗心律失常的作用，还具有正性肌力作用，其用药组方的理念与西医治疗心衰的强心、利尿、扩血管的观念是一致的。大量临床实践证实该方对心律失常、冠心病、高血压性心脏病、慢性肺源性心脏病、劳累性心绞痛、心衰等多种心脏疾病有良好的治疗作用。

具体运用经方治疗心律失常，要先紧紧抓住每一个方证的病机，再结合患者的具体情况随证加减，即能取得确切疗效。临床所见的心律失常以心气不足、心阳不振型最为常见，另外可夹杂痰浊、血瘀、血虚，经方治疗心律失常可通过温通心阳、补充心气、复脉、温阳健脾、利水降冲、温经解表、扶正透邪而达成，为当代临床抗心律失常及抗心肌缺血发挥了极其显著的作用。

（谭展飞　李文汉）

# 仲景方论治失眠浅议

汉代张仲景所著《伤寒杂病论》是对中医发展影响深远的一部经典著作，该书著成后因为战乱而散佚，后经晋代王叔和对其残卷进行收集整理编次，分成《伤寒论》和《金匮要略》两部分。这两本书中涉及很多关于失眠、心烦不得眠、不得卧等的内容，现以主治方为纲，对李浩教授临证诊疗失眠经验分论如下。

## 1. 干姜附子汤

**【原文】**

《伤寒论·辨太阳病脉证并治中》："下之后，复发汗，昼日烦躁不得眠，夜而安静，不呕，不渴，无表证，脉沉微，身无大热者，干姜附子汤主之。"

**干姜附子汤方**

干姜一两，附子一枚（生用，去皮，破八片）。

上二味，以水三升，煮取一升，去滓。顿服。

**【白话注解】**

太阳伤寒病误用下法，又误发汗，汗下失序，导致气随液脱，出现白天烦躁不得安宁，夜晚安静，精神萎靡，昏昏欲睡的症状。患者无呕吐，无口渴，亦没有表证（可知非为三阳经之证），脉沉微（沉主里证，微为阳衰），身体微微发热而非大热，可知本证多为太阳伤寒误用汗下，传变为少阴阳衰阴盛之证所致，此时可用干姜附子汤以回阳救逆。方中附子回阳救逆，"附子无姜不热"，配伍干姜引路中焦，既可增其温阳散寒、回阳救逆之效，亦可减轻附子之毒性，相须为用，共奏急救回阳、转危为安之功。

伤寒表里同病，应当先解表后攻里，李浩教授认为，本条属于误治，先下后发汗，伤了人体阳气。白天人体的弱阳得到天阳相助，能与阴争，故见烦躁而不得眠；晚上阴气用事，弱阳无力与盛阴相抗衡，故见夜而安静。"不呕"则知非少阳病；"不渴"则知非阳明病；"无表证"则知非太阳病。沉主里病，微为阳衰，是少阴真阳衰微，阴寒独盛之象。肾为阴阳之根，如果阴盛阳衰至甚，阳气难藏，就有离根之险。以干姜附子辛热纯剂急煎顿服，力挽残阳于万一。

这条属于误治后阳衰阴盛的烦躁不得眠，其特点是白天睡不安稳，夜间比较安静，在治疗一些危重症患者时会遇到这种情况，常用干姜附子急煎回阳，效果显著。

## 2. 五苓散

【原文】

《伤寒论·辨太阳病脉证并治中》："太阳病，发汗后，大汗出，胃中干，烦躁不得眠，欲得饮水者，少少与饮之，令胃气和则愈。若脉浮，小便不利，微热消渴者，五苓散主之。"

**五苓散方**

猪苓十八铢（去皮），泽泻一两六铢，白术十八铢，茯苓十八铢，桂枝半两（去皮）。

上五味，捣为散，以白饮和服方寸匕，日三服。多饮暖水，汗出愈，如法将息。

【白话注解】

太阳病的患者，用发汗的疗法后，导致汗出过多，胃中干燥，烦躁无法入睡的症状。此时若患者想要饮水，需要让其少量饮水，必不能一次喝太多，否则会造成水液积聚，膀胱气化失常，则会演变为太阳蓄水证。此时，若出现脉象为浮，微微发热，水蓄膀胱，小便无法顺利排出，口渴时饮水无法缓解的症状，应当用五苓散来治疗。五苓散主治太阳经邪气传变入腑，导致水蓄膀胱，膀胱气化不利，兼有表证未解之证。方中茯苓、猪苓、泽泻合用利水渗湿，以排出蓄于膀胱之水，恢复其气化之功；白术燥湿健脾，防止利水之后下焦水气上冲，影响脾土；桂枝化气行水解表，使水湿从表而出，共奏外疏内利，表里双解之功。

李浩教授认为，这段应分为两部分理解，第一部分是太阳病发汗过多伤了胃中津液，而胃喜润恶燥，《素问·逆调论》曰"胃不和则卧不安"，所以烦躁不得眠，仲景言"阴阳自和者病自愈"，这时候要少量饮水以滋胃阴，若饮水过多胃气不能疏布则会造成停水。第二部分讲太阳表邪不解，膀胱气化不利。膀胱气化不利则小便不利，水液不得上承则消渴，但是虽有渴欲饮水，但水入则吐，此即水逆，因为内有停饮。表邪不解则会发热烦躁，此时用五苓散化气利水兼解表，膀胱气化得利则上焦水液得行，水精四布，三焦得通，胃气因和，烦躁不眠自然缓解。

这段提示，胃中津液亏虚可以导致烦躁难眠，水饮内停也可以影响睡眠。"胃不和则卧不安"本意指水气上犯，胃气不得降而致喘促不得平卧，后世医家引申为脾胃功能失调易导致失眠。"胃不和"起因多端，李浩教授将其分为内外两部，外因是饮食不节、损伤脾胃，内因是脾土虚弱、脾胃本病，或他脏之病，经久不愈，而损及脾胃。故临床常见湿热中阻、肝气犯胃、肝胃不和、痰湿中阻、思虑伤脾、脾胃不运等。此外，李浩教授认为精神紧张、情怀不畅（七情所伤）或用药不当，皆可损伤脾胃，应当辨证处方，不可简单套用。

### 3. 栀子豉汤

"发汗吐下后，虚烦不得眠，若剧者，必反覆颠倒，心中懊恼，栀子豉汤主之。"太阳表邪不解，邪热传里，热郁胸中，未与有形之邪相合，故为虚烦，轻者影响睡眠，重者心中莫可名状，翻覆难眠。用栀子苦寒清透郁热，解郁除烦，引火下行，豆豉轻清宣表，又可和降胃气，两者一降一宣，散郁开结，郁滞于胸中的虚热得除，则烦躁得除。李浩教授认为更年期失眠的主要原因与情志失调、气机失调有密切关系，患者常表现为心烦不寐，寐后易醒，多梦纷纭，甚至彻夜难眠，在临床上，常用此方通过清心除烦的方式而达到安神助眠的功效。

### 4. 栀子厚朴汤

**【原文】**

《伤寒论·辨太阳病脉证并治中》："伤寒下后，心烦，腹满，卧起不安者，栀子厚朴汤主之。"

**栀子厚朴汤方**

栀子十四个（擘），厚朴四两（炙，去皮），枳实四枚（水浸，炙令黄）。

上三味，以水三升半，煮取一升半，去滓，分二服，温进一服，得吐者，止后服。

## 【白话注解】

栀子厚朴汤主要用于治疗太阳伤寒病误用下法后导致的病症，主要症状见，心烦，腹部胀满，气机不畅，卧倒、坐起都不安宁。本证腹满而无大便干结，是为胸膈邪热扰动脘腹，脘腹气滞，方中栀子苦寒，可泻胸膈之热，以除心烦；厚朴行气消胀，除腹满；枳实破气散结，消痞满。三者合用，共奏解热除烦、行气消满之功效。

李浩教授认为，伤寒误治，热邪传里，郁于胸中则心烦，热与胃脘之气结则腹满，都可导致难以入眠。故用栀子清热除烦，厚朴、枳实理气消满，内热得清，气滞得消，自然安眠。

### 5. 小柴胡汤

小柴胡汤为治疗少阳病的主方，原书中并没有提到其能治疗失眠，现代中医临床中小柴胡汤广泛应用于各种病症，亦是治疗失眠常用的方剂。小柴胡汤所治失眠的病机为阴阳失调、阳不交阴。少阳为枢，枢处于阴阳之间，可司表里之开合，任气机之出入，主气血之升降，掌阴阳之运转。失眠患者，常负疾苦，思则气结，肝失疏泄则气机升降失常，气血运行紊乱，表里开合无度。邪荡于阴阳之间，枢失转运，阳不交阴。由此观之，唯小柴胡汤最切病机。

小柴胡汤中，柴胡宣发少阳郁火，升阳达表，黄芩苦寒清解，养阴退热，两者一表一里、一阴一阳共除少阳之热，半夏得阴而长，化痰降逆，人参、生姜、大枣、甘草补脾胃调营卫，使表里相合，全方共达补虚泻实、调整阴阳而治失眠的功效。李浩教授在临床治疗有小柴胡汤证又兼见心气不足善哭的患者时常合用甘麦大枣汤，相较于单用小柴胡汤，效果更佳。

### 6. 桂枝甘草龙骨牡蛎汤

**【原文】**

《伤寒论·辨太阳病脉证并治中》："火逆下之，因烧针烦躁者，桂枝甘草龙骨牡蛎汤主之。"

**桂枝甘草龙骨牡蛎汤方**

桂枝一两（去皮），甘草二两（炙），牡蛎二两（熬），龙骨二两。

上四味，以水五升，煮取二升半，去滓，温服八合，日三服。

**【白话注解】**

当患者出现因误用火疗、下法或温针而导致的烦躁症状时，可以使用桂枝甘草龙骨牡蛎汤进行治疗。本条之烦躁非因热致，多为心阳亏虚，心神浮越而致。方中桂枝、炙甘草合用辛甘化阳、温补心阳而治本；龙骨、牡蛎合用重镇摄纳，潜敛浮越之心神以治标。四药合用共奏温补心阳、镇潜安神之效，主治心阳虚所致心悸、神志异常。

李浩教授认为，汗为心之液，过汗亡失心阳，心阳不足，心神浮越，轻者烦躁，重者惊狂卧起不安。用桂枝、甘草温补心阳，用龙骨、牡蛎潜镇心神而除烦安眠。桂枝汤去芍药即为桂枝甘草汤加生姜、大枣。心阳不足，水饮痰湿等阴邪易于积聚胸中，可加蜀漆除痰安神。

### 7. 黄连阿胶汤

**【原文】**

《伤寒论·辨少阴病脉证并治》："少阴病，得之二三日以上，心中烦，不得卧者，黄连阿胶汤主之。"

**黄连阿胶汤方**

黄连四两，黄芩二两，芍药二两，鸡子黄二枚，阿胶三两。

上五味，以水六升，先煮三物，取二升，去滓；内胶烊尽，小冷；内鸡子黄，搅令相得。温服七合，日三服。

**【白话注解】**

本证为少阴热化证。少阴包括心、肾两脏，心属火在上，肾主水在下。主要用于治疗少阴阴虚，心火无制而上炎，导致心肾不交、水火失济的失眠证。其证以心烦、不得卧寐为特征；舌脉特点是舌质红绛少苔或光绛无苔，甚则舌尖红赤起刺，状如杨梅，脉细数或弦数。本方以黄芩、黄连清心火，以阿胶、芍药、鸡子黄滋肾水。诸药相伍，心肾交合，水升火降，共奏滋阴泻火、交通心肾之功，则心烦自除，夜寐自安。

李浩教授认为，本方是阴虚火旺型失眠的治疗主方。少阴为水火之脏，足少阴肾、手少阴心一水一火互相制约又互相资助，即"水火既济，心肾相交"，阴虚为肾水不足不能制约心火，故心火亢盛，心烦失眠，神疲乏力，腰膝酸软，盗汗，小便短赤，舌红少苔，脉细数。心火亢盛，肾水不足又与肝有密切关系，由于水不涵木，肝阳亢盛，因而出现心肝同病木火上炎，故用黄连苦寒入心经以直折君火，黄芩苦寒入肝胆以清相火，二者合用有相辅相成之妙。白芍酸寒柔肝养血，阿胶、鸡子黄滋助心肾之阴。如此使水升火降，心肾交则心烦不得卧等诸症自除。有些医生为降低患者经济负担，常将阿胶替换为阿胶珠，但在大量临证中发现，阿胶珠虽价格相对便宜，但会使该方的整体疗效大打折扣。故若患者经济条件允许，尽量使用阿胶。

## 8. 猪苓汤

【原文】

《伤寒论·辨少阴病脉证并治》："少阴病，下利六七日，咳而呕渴，心烦不得眠者，猪苓汤主之。"

**猪苓汤方**

猪苓一两（去皮），茯苓一两，阿胶一两，滑石一两（碎），泽泻一两。

上五味，以水四升，先煮四味，取二升，去滓，内下阿胶烊消，温服七合，日三服。

【白话注解】

伤寒之邪传入于里，化而为热，与水相搏，遂成水热互结、热伤阴津之证。水热互结，气化不利，热灼阴津，津不上承，故小便不利、发热、口渴欲饮；阴虚生热，内扰心神，则心烦不寐；水气上逆于肺则为咳嗽，流于胃脘则为呕恶，注于大肠则为下利；舌红苔白或微黄、脉细数为里热阴虚之征。方中以猪苓淡渗利水，泽泻、茯苓利水渗湿，滑石利水、清热，阿胶滋阴润燥，对水热互结而兼阴虚的热淋、血淋、尿血者，皆有较好疗效。

李浩教授认为，阴虚有热，水热互结，水饮犯于上焦则心烦而咳，犯于中焦则呕，水饮阻滞，津液不能上承则口渴，但是不欲饮。津液内停，膀胱气化不利则小便不利，还可见舌红、苔滑、脉弦细。此类情况应用猪苓汤清热育阴利水。

### 9. 半夏泻心汤

半夏泻心汤用于治疗小柴胡汤证误下伤中的痞证。《金匮要略·呕吐哕下利病脉证治第十七》云："呕而肠鸣心下痞者，半夏泻心汤主之。"原文虽未涉及用半夏泻心汤治疗失眠，但李浩教授在临床中发现，失眠伴有中焦症状的患者也很常见，所以本方的使用频率也很高。

中焦脾胃升降失常，痰湿阻滞，寒热互结，胃失和降，扰动心神则失眠；或中焦阻滞，气血生化乏源，心神失养而致失眠。中焦症状比较明显，如痞满，干呕，方中半夏、干姜辛散中焦之滞以消痞止呕，黄芩、黄连苦寒清热而降泄，人参、甘草、大枣补中焦之虚，"辛开苦降甘调"，中焦痞塞得开，不上扰心神则失眠自愈。李浩教授临证中也常将甘草泻心汤用于胃肠功能差的失眠患者。在治疗失眠合并急慢性胃肠炎、胃溃疡、结肠炎及胃肠神经症等疾病时，该方不仅可以治疗失眠，还能缓解胃肠功能下降所引起的慢性腹泻等胃肠问题。

## 10. 酸枣仁汤

### 【原文】

《金匮要略·血痹虚劳病脉证并治第六》："虚劳虚烦不得眠，酸枣仁汤主之。"

**酸枣仁汤方**

酸枣仁二升，甘草一两，知母二两，茯苓二两，川芎二两。

上五味，以水八升，煮酸枣仁，得六升，内诸药，煮取三升，分温三服。

### 【白话注解】

虚劳之人，肝血不定，肝气不荣，而魂不得静藏，心神不得安宁，令人虚烦不眠、心悸不安，为母病及子之候。血虚无以荣润于上，多伴头目眩晕、咽干口燥；舌红，脉弦细为血虚肝旺之征。方中以酸枣仁滋养肝之阴血，川芎调血疏肝气，茯苓宁心安神气，知母润心肝燥气，甘草缓肝之急气，皆所以求肝之治而宅其魂。此方对肝血不足、虚火内扰心神的虚烦不眠证有较好疗效。

李浩教授认为，心藏神，肝藏魂，故失眠与心肝关系密切，肝又藏血，肝血亏虚，虚热内生，扰动心神，故心烦不寐；再者，血虚心神失养，神魂不安，所以心烦不得眠。故酸枣仁汤主治肝血亏虚，虚热内扰，血不养心所致的失眠。症见虚烦失眠，心悸，口干咽燥，甚至头晕目眩，舌红，脉弦细。方中酸枣仁宁心安神，养血补肝；川芎行气活血，条达肝气，使诸药补而不滞；知母滋阴清热除烦；茯苓宁心安神，化湿除痰；甘草调和诸药兼清热，且能与酸枣仁酸甘化阴，以补阴虚。

## 11. 百合地黄汤

### 【原文】

《金匮要略·百合狐惑阴阳毒病脉证治第三》："百合病，不经吐下发汗，病形如初者，百合地黄汤主之。"

**百合地黄汤方**

百合七枚（擘），生地黄汁一升。

上以水洗百合，渍一宿，当白沫出，去其水，更以泉水二升，煎取一升，去滓，内地黄汁，煎取一升五合，分温再服，中病勿更服，大便当如漆。

### 【白话注解】

本方证乃心肺阴虚内热，百脉失和，使心神不安及饮食行为失调所致。阴虚内热，扰乱心神，故沉默寡言，欲卧不能卧，欲行不能行，如有神灵；情志不遂致脾失健运，故意欲饮食复不能饮食，时而欲食，时而恶食；阴虚生内热，故如寒无寒，如热无热，口苦，小便赤；舌脉亦为阴虚有热之象。方中百合养肺阴而清气热，生地黄益心营而清血热，泉水清热利小便。诸药合用，心肺同治，阴复热退，百脉因之调和，病可自愈。

李浩教授认为，百合病是因热病之后余热未清或情志不遂所致心肺阴虚内热，以情志变化为主，"意欲食复不能食，常默默，欲卧不能卧，欲行不能行……并有口苦，小便赤，脉微数"等症状。现代医学中的抑郁症、焦虑症、神经衰弱等疾病类似百合病，这些病常常合并失眠，此时用百合地黄汤加治疗失眠的方剂常常收到满意的效果。

总之，李浩教授应用仲景经方论治失眠的思路灵活多变，常根据临床实际溯本求源，善于合方、善用类方，以不变应万变，皆取得较好的临床疗效。

（谭展飞　李文汉　文嘉钰　徐东辰）

# 第三章 巧论药对

## 龙骨、牡蛎药对拓展

龙骨、牡蛎均首载于《神农本草经》，龙骨甘涩性平，质黏，归心、肝、肾经；牡蛎味咸微寒，归肝、胆、肾经。二药重坠沉降，性善收敛，常相须为用，相得益彰。本篇将李浩教授临床应用此药对的经验总结如下。

**安魂镇惊，用于焦虑症、抑郁症、失眠等神志疾病。**神志疾病与心肝关系最为密切，心藏神，肝藏魂，神不潜藏，魂不守舍，则诸症作矣。龙骨、牡蛎质重能镇，合用功擅重镇安神、镇肝安魂，用治神魂不安所致的入睡困难、多梦易醒、寐中噩梦、胆怯易惊、恐惧、紧张、虚烦等病症，惊恐表现为本药对使用的重要指征。临床组方中常伍以桂枝，以防抑遏阳气，正如《绛雪园古方选注》所载："龙骨、牡蛎顽纯之质，佐桂枝即灵。"甚者可合用生龙齿、珍珠母等以加强重镇之效。

**镇静止痒，治疗瘙痒类皮肤病。**《素问·至真要大论》曰："诸痛痒疮，皆属于心。"皮肤瘙痒病程日久，或症状剧烈，每致心神不宁，出现烦躁、焦虑等不良情绪，又会加重瘙痒症状，常影响睡眠。龙骨、牡蛎能镇静心神以间接止痒，结合病机，辨证施治，效果明显。

**潜镇肝阳，用于肝阳上亢引起的眩晕、头痛、头涨、耳鸣等病症。**肝阳上亢之疾，多由肝肾阴血不足而肝阳浮动所致。龙骨、牡蛎质重入肝，为平肝潜阳要药，二药以潜镇肝之浮阳为主，兼可敛养阴液，用于肝阳偏亢引起的眩晕、头痛、头涨、耳鸣等病症，投无不效，临床应用时常配以白芍、生地黄、山萸肉等滋养柔静之品，正如《临证指南医案》所言："凡肝阳有余，必须介类以潜之，柔静以摄之。"

**敛阳入阴，用治火不归元之上热下寒证。**龙骨为地下化石，牡蛎为水生贝壳，二者得阴气较多，性属阴，质收涩，故善戢敛浮越之阳气，重镇摄纳，潜阳入阴，与引火归元之肉桂、引火下行之牛膝等配伍可摄纳浮越之阳气。或因水浅不养龙（水亏火旺、虚火上炎），出现面热、面赤、目赤、鼻衄、口疮、舌疮、齿痛、齿衄、咽痛等上热诸症，以及腰膝酸软、五心烦热、下肢冷或足冷，舌质红，苔少，脉弦细，常配以生地黄、山药、山萸肉等滋阴之药，使水足则火自熄；或加血肉有情之龟板、鳖甲以滋阴潜阳；或予麦冬、五味子，使水之上源得充而下源得养。或由水寒不藏龙（真寒假热、虚阳上越），表现为面红如妆、鼻衄、咽痛、齿浮等上热诸症，以及水饮不思，或渴喜温热饮，足胫寒冷，舌质淡、舌尖红，苔少，脉沉无力，伍以巴戟天、附子、肉桂、鹿角胶等温阳之品，使水暖而火自潜。

**收敛固涩，用治正气不足、失于固摄所致的汗出、遗精、尿频、崩漏、带下等滑脱诸症。**龙骨味涩质黏，牡蛎性善收敛，二者"敛正气而不敛邪气"，为对症必用之品。二药煅后，专于收敛固涩，"取其涩力稍胜以收一时之功"，或使"其质稍软，与脾胃相宜"，除此之外，皆以生用而存其本性为佳。李浩教授在临证中常取煅龙骨、煅牡蛎与桂枝汤配合，治疗阴阳失调、营卫不和之汗证，其中二者与桂枝汤、玉屏风散的配合使用为临证常用组合，用于营卫不和、表虚不固而见汗多，或动则汗出、怕风、易于感冒之症，效果甚佳。此外，将二者与山萸肉、肉桂、桑螵蛸等合用，治疗膀胱失约之尿频；与芡实、金樱子、山萸肉等联合，治疗精关不固之遗精；与乌贼骨、山药等同用，治疗带脉不固之带下等。

**强筋健骨，多用于骨关节炎、骨质疏松症等病。**《神农本草经》载牡蛎"久服强骨节"，药理研究发现，龙骨、牡蛎均含有大量钙质，为天然钙剂，二者均入肝、肾经，具收涩之性，认为具有强壮筋骨之功用。用治肝肾亏虚、筋骨不强之疾，症见背、腰、膝、胫、足等部位酸软疼痛，下肢挛急、屈伸不利，足胫无力，不耐多行久立等，可作专药，疗效满意。

**瘙痒案：**患者，女，34 岁。

**初诊：**2019 年 6 月 21 日。主诉：皮肤出红疹、瘙痒 1 周。

刻下症：四肢、腰部环形皮疹，色红，有薄鳞屑，瘙痒剧烈，搔抓则色红成片，烦躁不安，夜眠不宁，纳可，口干口臭，二便可，舌红，苔黄腻，脉弦滑。西医诊断：玫瑰糠疹。中医诊断：风热疮（风湿热毒蕴肤）。治法：凉血清热解毒，祛风除湿止痒。

**处方：**

| | | |
|---|---|---|
| 防风 10 g | 蝉蜕 12 g | 草薢 20 g |
| 赤芍 12 g | 当归 20 g | 连翘 20 g |
| 生地榆 15 g | 炒槐花 15 g | 蒲公英 30 g |
| 马齿苋 30 g | 石斛 20 g | 生龙骨 30 g |
| 生牡蛎 30 g | | |

7 剂，水煎，每日 1 剂，早晚分服。

**二诊：** 2019 年 6 月 28 日。患者诸症好转，前方加水牛角屑 60 g、白鲜皮 20 g。守二诊方加减治疗 1 个月，病获痊愈。

**膝骨关节炎案：** 患者，女，70 岁。

**初诊：** 2015 年 12 月 15 日。主诉：发作性双下肢挛急 2 年余，加重 1 个月。曾于外院诊断为"膝关节炎、骨质疏松症"。刻下症：腰、腿、足怕凉，下肢酸软，屈伸不利，疲倦乏力，怕冷，反见面热目赤、偶有头晕，恶食凉物，大便时干时稀，小便调，舌淡红，少苔，脉弦。西医诊断：肌痉挛。中医诊断：筋脉挛急（阴阳两虚，筋脉失养，火不归元）。治法：以阴阳并补，柔筋缓急，引火归元。

**处方：**

| | | |
|---|---|---|
| 白芍 40 g | 炙甘草 10 g | 川牛膝 15 g |
| 怀山药 15 g | 炮姜 10 g | 山萸肉 20 g |
| 熟地黄 15 g | 生龙骨 30 g | 生牡蛎 30 g |
| 肉桂 6 g | 巴戟天 20 g | 菟丝子 12 g |

14 剂，水煎，每日 1 剂，早晚分服。

**二诊：**2015 年 12 月 29 日。下肢挛急发作次数减少，下肢怕凉缓解，仍觉酸软无力，加补骨脂 10 g、骨碎补 10 g 以补肾强骨，继服 1 个月诸症基本消失。后以培补肝肾之品巩固治疗 2 个月余，病情平稳。

（谭展飞）

# 巴戟天、升麻药对相伍

巴戟天、升麻均首载于《神农本草经》，其中巴戟天味甘辛，微温，归肾、肝经；升麻味辛、微甘，微寒，归肺、脾、胃、大肠经。巴戟天得乾阳刚健之气，升麻禀清冽中正之质，二药合之则能暖下焦而清浮热，有引火归元、少火生气之意，对于虚火所致诸病尤效。其中巴戟天常用剂量 15～20 g，升麻常用剂量 10～15 g。本篇将李浩教授临床应用此药对的经验总结如下。

**引火归元**，用于头面周身烘热汗出、手心发热、足心发凉、焦虑失眠、脱发等更年期综合征及口腔疾病。《素问·上古天真论》中记载女子"五七，阳明脉衰，面始焦，发始堕"，表明阳明脉衰是女性衰老的开始。阳明为多气多血之经，饮食失调、情志内伤积久，阴血渐耗则不能充养头面。而气血阴阳贵在平衡，血分既少，虚热内生，进一步煎熬精气。虚损日久必及肾中天癸，虚寒虚热错杂，则脱发烘热、汗出脚凉一时并见。巴戟天填肾中之精，升麻散阳明之热，一温一凉，一补一清，善于引火归元而速达其效，用于治疗头面周身烘热汗出、手心发热、足心发凉、焦虑失眠、脱发等病症，烘热汗出、足心发凉、焦虑为使用的重要指征。现代药理学研究表明巴戟天与升麻皆有类雌激素样活性，能有效改善更年期综合征的各项症状。临床组方中常伍以知母、黄柏以助其封藏相火之力。

此外，阳明之脉上行头面而入上齿中，阳明气火有余，胃热循经上攻则见牙痛口疮；热伤胃经血络则牙龈出血；少阴虚火上炎则见咽干嫩红，反复发作。巴戟天与升麻相配亦能发挥引火归元之功效，使清热不伤气，补精不生火。李浩教授仿玉女煎之妙法，**用于主治少阴不足，阳明有余之证**，屡屡得效。

**更年期综合征案：**曹某，女，57 岁。

**初诊：**2021 年 11 月 30 日。主诉：上半身汗出，伴有潮热 3 个月。刻下症：腰骶及会阴部潮湿，大便后疲倦尤甚，睡眠明显好转，夜寐易不宁，舌红，苔白，脉沉细弱。西医诊断：焦虑状态。中医诊断：绝经前后诸证，火不归元。治法：引火归元。

**处方：**

| | | |
|---|---|---|
| 生黄芪 30 g | 党参 30 g | 柴胡 12 g |
| 升麻 10 g | 知母 10 g | 葛根 15 g |
| 防风 12 g | 山萸肉 30 g | 怀牛膝 30 g |
| 熟地 20 g | 煅龙骨 30 g | 煅牡蛎 30 g |
| 肉桂 10 g | 巴戟天 20 g | 莲子心 5 g |
| 黄连 6 g | | |

14 剂，水煎，每日 1 剂，早晚分服。

**二诊：**2021 年 12 月 14 日。服上方后夜间汗出，时悲伤欲哭，大解后疲劳无力诸症状明显好转，偶有心烦易急，舌淡红暗，苔少，脉沉弦细。前方去莲子心、黄连，加浮小麦 40 g、糯稻根 30 g，党参改为 20 g。守二诊方加减治疗 1 个月，病获痊愈。

（谭展飞　张　震）

# 防风、黄芩药对谈

防风、黄芩均首载于《神农本草经》，其中防风味辛甘，性温，归膀胱、肝、脾经；黄芩味苦，性寒，归肺、胆、脾、大肠、小肠经。防风辛温升浮，黄芩苦寒沉降。二药合之则能升阳散火，调和肝脾，对于气郁化火、肝脾不和诸病尤效。其中防风常用剂量10~20g，黄芩常用剂量12~30g。本篇将李浩教授临床应用此药对的经验总结如下。

**升阳散火，用于口腔溃疡、舌炎、唇炎等五官疾病。**《素问·通评虚实论》中记载"头痛耳鸣，九窍不利，肠胃之所生也"，表明头面五官疾病可从脾胃论治。脾胃为中焦气化之源，主司升清降浊。足太阴脾经环绕口唇，连舌本，散舌下。李东垣认为，脾胃受病后气机清浊失常，阴火暗生，循经上炎于口唇及舌体，发为溃疡。防风轻清上升，黄芩苦寒沉降，合而用之正符合升阳散火的精神，用于治疗阴火内郁所致的口腔溃疡、舌炎、唇炎等病症。《脾胃论》中提出"脾不受胃之禀命，致五脏所主九窍，不能上通天气，皆闭塞不利也"，防风与黄芩在治疗五官疾病方面有独特的作用。临床组方中常伍以蔓荆子、薄荷以助其升阳散火之力。

**调和肝脾，用于胁痛、不宁腿综合征、失眠、焦虑等精神类疾病。**《本草备要》认为防风力能"搜肝泻肺"，是疏散郁闷滞气的佳品。肝之性宜条达，符合东方木生风之象。因此作为风药的防风也是李浩教授常用的疏肝药。黄芩善于清肝泄火，引药入于肝胆，对于肝郁化火的病机更为贴切。此外，《本草备要》还提出"若补脾胃，非防风不能行"，表明防风不仅是肝经的引经药，也是脾经的引经药。李浩教授善用防风、黄芩二药，突出了"治肝之病，知肝传脾"的预防思想。防风配黄芩多用于治疗肝脾不和所致的胁痛、不宁腿综合征、失眠、焦虑等精神类疾病，其中心烦口苦、胃纳不佳、胀痛为使用的重要指征。临床组方中常伍以香附、川楝子以助其疏肝清热之力。

**唇炎案**：陈某，女，59岁。

**初诊**：2022年3月1日。主诉：口唇疼痛反复2年，加重1个月。刻下症：疲劳乏力，口干，大便不畅，舌红，苔薄白，脉沉细。西医诊断：慢性唇炎。中医诊断：口糜，肝脾伏火。治法：升阳散火。

**处方**：

| | | |
|---|---|---|
| 防风12 g | 黄芩12 g | 升麻10 g |
| 白芷12 g | 石斛20 g | 党参30 g |
| 柴胡15 g | 法半夏10 g | 生黄芪40 g |
| 葛根20 g | 知母20 g | |

14剂，水煎，每日1剂，早晚分服。

**二诊**：2022年3月15日。服上方后口唇干燥疼痛减轻，乏力有减，但睡眠差，皮疹瘙痒，舌淡红，苔厚白，脉弦细。前方加蝉蜕 12 g、蒲公英 30 g、马齿苋 30 g、地肤子 30 g。14 剂，水煎，每日 1 剂，早晚分服。守方 1 个月，病获痊愈。

**不宁腿综合征案**：陈某，女，55 岁。

**初诊**：2022 年 5 月 17 日。主诉：双下肢疲劳不安 1 周。自诉平时怕凉，遇热则解，全身怕风怕冷，睡眠可，平时易外感，大便时干。刻下症：舌淡红，苔厚黄，脉弦细。西医诊断：不宁腿综合征。中医诊断：郁证（营卫肝脾不和）。治法：外和营卫，内调肝脾。

**处方**：

| 柴胡 15 g | 黄芩 12 g | 防风 12 g |
| 党参 30 g | 桂枝 12 g | 白芍 12 g |
| 大枣 30 g | 生姜 10 g | 炙黄芪 40 g |
| 木瓜 12 g | 川牛膝 20 g | 制附子 6 g |
| 葛根 30 g | 羌活 12 g | |

7 剂，水煎，每日 1 剂，早晚分服。后再次就诊时诉服上方后诸症消失。

（谭展飞　张　震）

# 夏枯草、半夏调阴阳

夏枯草、半夏均首载于《神农本草经》，其中夏枯草味苦辛，性寒，归肝、胆经；半夏味辛温，有小毒，归肺、脾、胃经。从药物法象而论，半夏得至阴之气而生，夏枯草得至阴之气而长。二药合之则能和阴阳，调寒温，利肝胆，运脾胃，对于痰火所致诸病尤效。其中夏枯草常用剂量 15～30 g，半夏常用剂量 9～15 g。本篇将李浩教授临床应用此药对的经验总结如下。

**引阳入阴，用于焦虑症、抑郁症、失眠、癫痫、不宁腿综合征等精神神志疾病。**《素问·生气通天论》中记载"阴平阳秘，精神乃治"，表明阴阳平和是精神正常的前提。神经系统兴奋与抑制的平衡维持了语言、记忆、行为、睡眠等生理过程。阴阳失调则会导致神魂不安，体魄不宁，夜不能寐。夏枯草与半夏禀天地阴阳气交而生，善于引阳入阴而助寤寐，用于治疗阴阳失调所致的入睡困难、多梦易醒、惊悸、恐惧、紧张、肢体不安等病症，焦虑、紧张、躯体症状为使用的重要指征。《冷庐医话》中称夏枯草与半夏有"阴阳配合之妙"，在治疗失眠方面较心肾兼补为优。临床组方中常伍以浮小麦、百合以助其安神定魄之力。

**化痰熄风，用于中风、高血压、眩晕、头痛、脑鸣等心脑**

**血管疾病**。《素问·至真要大论》认为"诸风掉眩，皆属于肝"。肝之性体阴而用阳，好升好动。若人素体肥胖痰盛，或性格急躁激进，往往肝阳夹杂气血痰涎冲于清窍，引发心脑血管疾患。夏枯草能清肝泻火、平熄肝阳以治标，半夏和胃化痰以治本，二药用于治疗痰热上扰所致的中风、高血压、眩晕、头痛、脑鸣等病症，其中头重脚轻、颠顶涨痛、心烦口苦、耳鸣如潮为使用的重要指征。临床组方中常伍以钩藤、天麻以助其化痰熄风之力。临床上此类患者除血压升高外，还常有血脂异常、脂肪肝以及颈动脉斑块等。此时宜在原药对基础上配伍胆南星、地龙并嘱清淡饮食，久久服之能延缓动脉硬化，预防其他心脑血管疾病的发生。

**清肝和胃，用于治疗胃脘吞酸、嘈杂、痞满等消化系统疾病**。《素问·至真要大论》认为"诸呕吐酸，暴注下迫，皆属于热"。胃经禀足阳明之气而生，为多气多血之地。若因外邪侵袭或情志过极，或饮食不当，损伤胃气的通降功能，水谷因而郁滞，蓄积化热，发为吞酸嘈杂。而肝气本以条达为用，心情郁闷导致肝气郁结，胆中精汁疏泄失司，加重脾胃疾病症状。夏枯草既能清肝泻热，又能开郁散结，与半夏相配，增强和胃降逆的功效。二药用于治疗肝胃不和所致的胃脘吞酸、嘈杂、痞满等消化系统疾病，其中口苦口臭、胁肋胀痛、渴喜冷饮为使用的重要指征。临床组方中常伍以浙贝母、海螵蛸以助其制酸止痛之力。若化热日久，胃络灼伤，病机更为复杂，需谨防半夏耗伤胃阴，宜仿麦门冬汤之意，加入麦冬、北沙参清滋养阴。

**化痰散结，用于甲状腺结节、乳腺结节、肺结节、肠道息肉、良性脂肪瘤等外科疾病。**现代社会节奏加快，压力增大，中青年群体普遍存在焦虑、抑郁等心理问题。《医宗金鉴·外科心法要诀》认为五志过极伤及五脏，皆可导致瘿瘤结节的发生：怒气伤肝则火盛血燥，炼津为痰，发为筋瘤；郁结伤脾则土气不行，逆于肉里，发为肉瘤；劳伤肺气则腠理不密，外邪侵袭，发为气瘤；恣欲伤肾则肾精亏损，虚火暗耗，发为骨瘤。在五脏内伤当中，因肝藏魂，主疏泄，总司情志，因此以解郁疏肝、化痰散结为先。夏枯草味带苦辛，有辛开苦降、疏通气机之意。《本草经疏》称夏枯草为"治瘰疬鼠瘘之要药"。而半夏同样为体滑性燥之品，二药相配能增强化痰散结的功效。用于治疗气郁痰凝所致的甲状腺结节、乳腺结节、肺结节、肠道息肉、良性脂肪瘤等外科病症，其中肿物边缘清晰、推之可移、压之不痛为使用的重要指征。临床组方中常伍以浙贝母、生牡蛎以助其化痰散结之力。

**焦虑案：**白某某，男，52岁。

**初诊：**2021年9月7日。主诉：胸闷憋气1周，伴有恐惧易惊。刻下症：时有恐惧焦虑，大便不畅，心烦，纳可，舌红绛，苔黄厚，脉弦细。西医诊断：焦虑状态。中医诊断：郁证（肝郁化热）。治法：疏肝解郁。

**处方：**

| | | |
|---|---|---|
| 夏枯草 30 g | 法半夏 10 g | 党参 30 g |
| 黄芩 12 g | 生龙骨 30 g | 生牡蛎 30 g |
| 桂枝 12 g | 炒栀子 12 g | 淡豆豉 10 g |
| 茯苓 30 g | 柴胡 15 g | 生大黄 6 g |
| 枳壳 10 g | 赤芍 20 g | 合欢花 20 g |

7 剂，水煎，每日 1 剂，早晚分服。

**二诊：** 2021 年 9 月 14 日。服上方及劳拉西泮治疗后诸症状明显好转，偶有焦虑、心悸感。舌红绛，苔黄腻，脉弦濡。前方去栀子、淡豆豉，加巴戟天 20 g、白芍 20 g，党参改为10 g。守二诊方加减治疗 1 个月，病获痊愈。

**高血压案：** 柏某某，男，44 岁。

**初诊：** 2022 年 3 月 15 日。主诉：中风后遗症 3 年，头晕加重 1 周。刻下症：头晕目眩，颠顶涨痛，脚趾发胀，时有酸胀，舌暗红，苔黄腻，脉弦滑。西医诊断：中风后遗症，高血压 2 级，糖尿病，痛风待查？中医诊断：眩晕（血虚肝旺）。治法：养血清肝。

**处方：**

| | | |
|---|---|---|
| 夏枯草 30 g | 法半夏 10 g | 生龙骨 30 g |
| 防风 12 g | 当归 20 g | 白芍 20 g |
| 萆薢 20 g | 柴胡 15 g | 苏梗 10 g |

7 剂，水煎，每日 1 剂，早晚分服。

**二诊：** 2022 年 3 月 22 日。补充脑出血病史，口服络活喜药物史。近期血压波动，最高可达 150/100 mmHg。易汗出，舌红苔黄，脉弦数。中医诊断：眩晕（肝热脾火）。治法：清肝熄风。

**处方：**

| | | |
|---|---|---|
| 夏枯草 30 g | 葛根 30 g | 法半夏 10 g |
| 川牛膝 20 g | 炒栀子 15 g | 党参 30 g |
| 防风 12 g | 钩藤 20 g | 天麻 20 g |

14 剂，水煎，每日 1 剂，早晚分服。服用后血压平稳至正常，头晕消失。

（谭展飞　张　震）

# 白术、苍术相伍用

《神农本草经》将"术"列为上品，但无苍术、白术之分。陶弘景在《本草经集注》中指出"术"有两种，其中叶大有毛而作桠，根甜而少膏，可做丸散用的为白术；叶细而无桠，根小苦而有膏，可做煎剂的为赤术，现称为苍术。至此"术"才有了苍术、白术之分。两药功效有诸多相似之处，临床常相须为用，本篇将李浩教授临床应用此药对的经验总结如下。

**健脾升阳，燥湿化浊，治疗脾虚不运、湿浊下注之带下。**脾主升清及运化水湿，若脾不升清或脾阳虚弱，运化失司，则可导致水湿内生，湿性重浊而趋下，流窜下焦，在女子则常发为带下病。《傅青主女科》提出"夫带下俱是湿证"的见解。针对脾虚不运、湿浊下注之带下，李浩教授喜用苍术、白术，其中，苍术辛香燥烈，走而不守，健脾胃以燥湿，除秽浊以悦脾；白术甘缓苦燥，功善补气健脾，扶植脾胃以运化水湿。《玉楸药解》云："白术守而不走，苍术走而不守。故白术善补，苍术善行，其消食纳谷、止呕住泄亦同白术，而泄水开郁，苍术独长。"苍术、白术合用，补泻兼施，健脾燥湿之力颇强，使清阳得升，湿浊得化，而带下自止。湿浊明显，水湿内停者，还可加泽泻、猪苓等利水渗湿药，以增疗效。若为湿热带下，则常与龙胆草、黄芩、黄柏、栀子等同用。

**健脾燥湿，平胃降浊，主治食欲不振、恶心呕吐、脘腹胀满、肠鸣泄泻等病症。**苍术苦温燥烈，燥湿健脾平胃，针对湿邪泛滥之症可导邪外出，散邪作用较强，散多于补。白术甘温补虚，苦温燥湿，乃"补气健脾第一要药"，补益作用较强，补多于散。两药相伍，一散一补，一入胃一入脾，健运中焦，则脾得升清、胃得降浊。脾胃得以健运，水湿得以运化，不能聚而为患，则湿阻中焦、水湿泛滥所致的食欲不振、恶心呕吐、脘腹胀满、肠鸣泄泻等病症自消。

健脾运脾，祛湿泻浊，用于治疗高脂血症。中医将高脂血症归属于"痰湿"等范畴。内生之痰湿，与饮食不节，过食肥甘厚味，损伤脾胃等密切相关。脾失健运，水湿难以运化，可阻碍气机，导致津液输布障碍，久之蓄积于体内而酿化湿浊，最终流窜于血脉，而发为高脂血症。因此，李浩教授认为，健脾除湿是临床治疗高脂血症的关键。清代《本草崇原》言："凡欲补脾，则用白术……凡欲运脾，则用苍术。"以苍术与白术相配伍，一运一健，可加快体内湿浊的消散。

**带下案：**患者，女，37岁。

**初诊：**2011年2月17日。主诉：白带量多、阴痒6个月余。刻下症：白带量多，色稍黄，状如豆腐渣，有异味，反复阴痒。外院就诊查白带常规示：清洁度Ⅳ度，找到霉菌孢子及菌丝。口干口苦不欲饮，心烦气急，头晕，腹胀，双膝以下冷，夜尿次数多，大便黏腻不爽，舌质淡红，苔白，脉沉细而弱。西医诊断：霉菌性阴道炎。中医诊断：带下病（脾肾阳虚，湿困下焦）。治法：益肾温阳，健脾燥湿。

**处方：**

| | | |
|---|---|---|
| 党参 15 g | 苍术 10 g | 白术 10 g |
| 干姜 10 g | 炙甘草 6 g | 当归 10 g |
| 细辛 3 g | 通草 6 g | 桂枝 10 g |
| 白芍 12 g | 小茴香 10 g | 乌药 10 g |
| 生薏苡仁 20 g | 制附子 10 g（先煎） | |

7 剂，水煎，每日 1 剂，早晚分服。嘱患者饮食清淡，注意个人卫生，禁性生活。

**二诊**：2011 年 2 月 24 日。诉白带量适中，色淡黄，稍有异味，阴痒较前缓解，口干，夜尿一次，大便可，舌质淡红，边尖红，苔白腻略黄，脉沉细。服药后有轻微热象，上方去制附子，加黄芩 10 g，继服 14 剂。

**三诊**：2011 年 3 月 10 日。患者白带量适中，色白，无异味及阴痒，余诸症皆较前明显改善，守上方继服 7 剂巩固疗效。随访 3 个月，未再复发。

（赵　明）

# 赤芍、白芍相伍用

《神农本草经》将芍药列于中品，称其"气味苦平无毒，主治邪气腹痛，除血痹，破坚积，寒热疝瘕，止痛，利小便，益气"。南朝梁陶弘景在《本草经集注》将芍药分为赤芍、白芍二种，而延续至今。李浩教授临床善用芍药治疗内伤杂病，常以赤芍、白芍相须而用，以使之相得益彰。本篇将李浩教授临床应用此药对的经验总结如下。

**益营气而能和卫气，治疗营卫不和之汗证。**李浩教授临床喜用桂枝汤，其中常将赤芍、白芍同用。《医宗金鉴》："桂枝君芍药，是于发汗中寓敛汗之旨，芍药臣桂枝是于和营之中有调卫之功。"营卫不和证主因外邪入侵，卫气盛于外与邪气抗争，邪气扰乱营阴，营阴不能内守，而营弱卫强。方中以桂枝辛温宣通卫阳，驱邪于外，以芍药酸苦微寒益营气，而达到调和营卫之目的。

**取赤芍、白芍之柔性，养阴而能制刚燥，以求阴阳相生。** "孤阴不生，独阳不长。鉴于阴阳互根互用的关系，李浩教授治疗内伤杂病，在用辛散燥烈之阳药时，常配伍阴柔而不碍邪气之赤芍、白芍以防刚燥伤阴，使温燥药在扶阳之际不伤阴液，而达到阳得阴助、生化无穷之妙。如运用小青龙汤时在麻黄、桂枝、细辛、干姜之外配以赤芍、白芍酸寒养阴。"至用芍药之微旨……其人不但真阳不足，真阴亦已骤亏，若不用芍药固护其阴，岂能胜附子之雄烈乎。"这样一凉一温，一酸收一辛散、一敛一行，则走守相合，刚柔相济。

**赤芍、白芍同用，养血柔肝而通脾络。肝主藏血和疏泄，具有调节血量、疏理气机的功能。**《黄帝内经》云："肝苦急，急食甘以缓之，酸以收之。"李浩教授临床运用四逆散时，以赤芍、白芍配伍入药，通过疏通血脉、调理肝血以消滞，达到通调肝气的目的，而能肝脾两调。在治疗脾虚肝乘、腹中急痛的小建中汤证时也用赤芍、白芍。芍药的养血柔肝之性也应用于痛证，《伤寒论》第29条原文言："伤寒脉浮，自汗出小便数，心烦，微恶寒，肢挛急，反与桂枝欲攻其表，此误也。得之便厥，咽中干，烦燥吐逆。作甘草干姜汤，以复其阳。若厥愈足温者，更作芍药甘草汤与之，其脚即伸……"此为伤寒误下后阴阳两伤证，张仲景先复其脱之阳，脚挛急则为阴精受伤，筋脉失去濡养而致，故用赤芍、白芍配合甘草酸甘化阴。李浩教授在临床也广泛将二者应用于阴血不足、筋脉失养所致之症。

**赤芍、白芍同用，通络行滞而破阴结。**《本经疏证》谓芍药"外能开营分之结，内能开下焦肝脾肾之结"。《神农本草经》亦指出芍药有除血痹、破坚积、利小便之功。《伤寒论》中治疗此类病在用辛温散寒、温壮元阳药时，加以芍药而取效。如当归四逆汤，李浩教授常用赤芍、白芍配当归入血分，养阴血而通痹结，更妙用赤芍、白芍配通草加强血行，使深入营血的寒邪尽快外泄，以达解散寒邪之凝滞、通血脉之痹结之目的，如此则气血通畅而寒厥自解。就连治疗实证的桂枝加大黄汤，也是将赤芍、白芍与大黄合用以产生协同作用，致力于破癥瘕积聚、留饮宿常，从而荡涤肠胃，推陈致新。柯韵伯曰："腹满，为太阴阳明俱有之证，然位同职异……太阴主内，太阴病，则腐秽气凝不利……仲景因表证未解，阳邪已陷入太阴，故用赤白芍，以益脾调中，而除腹满之时痛，此用阴合阳也。"李浩教授认为，治疗腹中实痛的大柴胡汤中亦有此意。

李浩教授根据赤芍、白芍的性味归经，配伍其他不同药物而达到阴阳互生、营卫调和、气血通行等各种功效。李浩教授强调，临床上运用时要注意细辨病证之特性，勤求古训、传承和理解经典，以提高诊疗水平。

（赵　明）

# 党参、黄芪药对应用

党参甘、平，归脾、肺经；黄芪甘、微温，亦归脾、肺经。两药皆具补气、生津、生血之功。党参补气之力较平和，专于补益肺脾之气；黄芪长于补气升阳、益卫固表。李浩教授临床常以此二药相须为用，增强疗效。本篇将李浩教授临床应用此药对的经验总结如下。

**健脾益气，以升为补，用于乏力、头晕、气短等气虚证。**《难经·八难》云："气者，人之根本也。"《素问·举痛论》载："夫百病生于气也。"可见，气的损耗与疾病的发生发展密切相关。气具有推动、固摄、防御、气化等功能，气不足则这些功能会减退，从而表现为乏力、气短、头晕等症，故治疗当以补中益气为主。党参、黄芪健脾益气，李浩教授临床针对此类中气不足的气虚证，常将两药配伍使用。黄芪味甘性微温，归肺、脾经，张锡纯在《医学衷中参西录》中言："黄芪，能补气，兼能升气，善治胸中大气下陷。"党参味甘性平，归脾、肺经，《本草从新》载其："补中益气，和脾胃，除烦渴。"党参偏于阴而补中，黄芪偏于阳而实表。党参、黄芪两药相伍，一阴一阳，一里一表，相互为用，功效益彰，共奏扶正补气之功，经典名方补中益气汤亦将二者配伍使用。

**益气行水，通调水道，用于治疗水肿。**《素问·至真要大论》云："诸湿肿满，皆属于脾。"脾虚则水湿运化失常，肺气的肃降作用会将水湿下纳于肾，肾气蒸腾气化水湿，布散津液于周身。脾、肺、肾之气不足，则通调水道、布散津液功能下降，人体津液的生成、气化及排泄必然会出现异常，从而发为水肿。久病诸脏虚损，肺虚不化精，脾虚不制水，肾虚不主水，此三脏亏损，水肿难治。李浩教授临床应用黄芪治疗水肿的用量范围多为 30～60 g，在重度水肿时用量可达 120 g。党参健脾益气，助脾运化水湿，以杜水湿生化之源，用量范围多为 10～30 g。两药合用，益气行水，通调水道，则水肿易消。

**发热案：**患者，女，58 岁。

**初诊：**2012 年 8 月 14 日。主诉：双下肢水肿 6 个月余。刻下症：双下肢中度水肿，按之凹陷，夜间下肢肌痉挛 3～4 次/晚（右侧明显），稍活动则汗出，倦怠乏力，懒动，脱发明显，头部出油较多，心慌，偶有腰酸，急躁易生气，入睡困难，纳食可，二便调，舌胖，质暗红，苔黄，脉沉弦尺弱。中医诊断：水肿（气血亏虚，脾肾两虚）。治法：温肾健脾，行气利水。

**处方：**

| | | |
|---|---|---|
| 党参 20 g | 生黄芪 40 g | 白芍 40 g |
| 炙甘草 10 g | 木瓜 10 g | 川牛膝 15 g |
| 怀牛膝 15 g | 怀山药 15 g | 柴胡 10 g |
| 升麻 6 g | 炒酸枣仁 40 g | 生龙骨 40 g |
| 炒白术 10 g | 陈皮 10 g | 补骨脂 12 g |
| 骨碎补 12 g | 生牡蛎 40 g | |

14 剂，水煎，每日 1 剂，早晚分服。

**二诊：**2012 年 8 月 28 日。双下肢轻度水肿，按之不易凹陷，夜间下肢肌痉挛 1~2 次/晚，入睡尚可，余症均较前明显改善，舌暗红，苔薄黄，脉细弱。上方去生龙骨、生牡蛎，加茯苓 30 g，继服 14 剂。

**三诊：**2012 年 9 月 11 日。双下肢基本无水肿，夜间下肢肌痉挛消失，其余诸症均较前明显改善。上方去白芍，继服 14 剂以巩固疗效，随访 3 个月，未再复发。

（赵　明）

# 茯苓、茯神药对应用

茯苓为多孔菌科真菌茯苓的干燥菌核，茯神则是其中间抱有松枝或松根的白色部分，两药同源，性味、归经相同而功效相似。两药合参，协同为用，通心气于肾，令水、火既济，心肾相交而宁心安神益彰。本篇将李浩教授临床应用此药对的经验总结如下。

**宁心益智、安魂养神，用于治疗失眠、健忘、惊悸等。** 茯苓、茯神性味皆甘、淡、平，同归心、肺、脾、肾经。茯苓色白入肺，其气先升后降，升则清肺化源，降则利水，尤擅走脾肾二经，故又擅于利水。《本草经疏》载："茯神抱木心而生，以此别于茯苓。"茯神善走心经，而更擅于宁心安神。《药品化义》曰："茯神，其体沉重，重可去怯，其性温补，补可去弱。戴人曰，心本热，虚则寒。如心气虚怯，神不守舍，惊悸怔忡，魂魄恍惚，劳怯健忘，俱宜温养心神，非此不能也。"金代医家张洁古认为："风眩心虚非茯神不能除。"李浩教授认为，将茯苓、茯神配伍应用可沟通心肾，因茯苓可上通心气而后下交于肾，导心热从小便出，从而令水火相济。同时，茯神又可导心经之痰湿，从而使心神安宁，促进心肾相交。故临床二者常相须为用，共奏补益心脾，宁心安神之功，以治疗失眠、健忘、惊悸等。

**欲使心神速宁则临床用量往往偏大，**此时两药用量常在 30~40 g。临床亦常与其他安神药共同组方，以增疗效，针对惊恐不安、睡卧不宁者，常与龙骨、牡蛎、龙齿、珍珠母相配；阴亏血少、虚烦心悸者，常与麦冬、百合、生地黄相配；阴虚火旺、心烦不寐者，常与黄连、阿胶相配；痰湿阻蔽、清窍失聪者，常与远志、石菖蒲、半夏、陈皮相配；肝肾阴虚、头目眩晕者，常与制何首乌、刺蒺藜、枸杞子相配；肝胆热盛者多配川楝子、夏枯草；热郁胸中者，常加炒栀子、淡豆豉。

**失眠案：**患者，女，65 岁。

**初诊：**2011 年 3 月 31 日。主诉：失眠 3 年余。刻下症：入睡困难，眠浅易醒，睡眠差时易感头晕、乏力，手足心热，偶有心悸，饭后腹胀，自觉体内有气窜，喜凉食，舌质淡红，边尖红，苔白腻，脉细滑。西医诊断：睡眠障碍。中医诊断：不寐（肝郁脾虚）。治法：疏肝健脾，宁心安神。

**处方：**

| | | |
|---|---|---|
| 枳实 10 g | 炒白术 12 g | 川厚朴 10 g |
| 陈皮 12 g | 茯苓 30 g | 茯神 30 g |
| 桂枝 10 g | 炙甘草 6 g | 莲子心 6 g |
| 玫瑰花 12 g | 合欢皮 30 g | 炒酸枣仁 40 g |
| 柴胡 9 g | 黄芪 15 g | |

14 剂，水煎，每日 1 剂，早晚分服。

**二诊：**2011 年 4 月 14 日。较前容易入睡，仍易醒，腹胀，肠鸣音亢进，夜间明显影响睡眠，手脚心热好转，舌淡红，苔腻略黄，脉濡。上方去桂枝，加熟大黄 6 g，焦三仙各 30 g，继服 14 剂。

**三诊：**2011 年 4 月 28 日。睡眠质量明显改善，梦较多，腹胀消失，偶有头晕，舌红，苔白稍腻，脉濡。此时以痰浊内扰，心神不宁为主，治疗以理气化痰、重镇安神为主。

**处方：**

| | | |
|---|---|---|
| 陈皮 12 g | 姜半夏 10 g | 茯苓 30 g |
| 茯神 30 g | 炙甘草 6 g | 枳实 12 g |
| 竹茹 10 g | 炒酸枣仁 30 g | 生龙骨 40 g |
| 龙齿 40 g | 夜交藤 30 g | 党参 12 g |
| 炒白术 12 g | 川厚朴 14 g | 炒麦芽 30 g |
| 炒谷芽 30 g | 生牡蛎 40 g | |

继服 14 剂后已无失眠，随访 3 个月，患者未再复发。

（赵　明）

# 附子、巴戟天助阳论

附子、巴戟天两药均出自《神农本草经》。附子辛甘大热，归心、肾、脾经，巴戟天辛甘微温，归肝、肾经。两药均入肾经，以温热之性而功擅温阳散寒，常相须为用，相得益彰。本篇将李浩教授临床应用此药对的经验总结如下。

**引火归元，治疗内伤虚热。**肾为水火之脏，内寄元阴元阳。《景岳全书·火证》云："阳虚者，亦能发热，此以元阳败竭，火不归原也。"李浩教授认为，元阳即肾阳，是全身阳气的根本所在，肾阳虚衰则阴寒内盛，格阳于外而见发热，故而元阳败竭是阳虚发热的根本所在。附子味辛而大热，《本草汇言》云："附子乃命门主药，能入其窟穴而招之，引火归元，则浮游之火自熄矣。"巴戟天辛甘微温助火，以助附子温运肾阳。两药相辅相成，温肾助阳、引火归元而使内伤虚热自消。附子有毒，李浩教授临床用量为 5～10 g，且须先煎，以防内服过量后引起中毒。二药甘温除热，常与党参、黄芪等一同入药。

**散寒止痛，祛风除湿，以治疗类风湿关节炎、肩周炎、膝关节痛等。**《素问·痹论》云："风寒湿三气杂至，合而为痹也。"风、寒、湿等邪气痹阻是导致类风湿关节炎发病的重要因素，故治疗当以散除风寒湿邪为主。《伤寒论》载："少阴病，身体痛，手足寒，骨节痛，脉沉者，附子汤主之。"李浩教授秉承经典之奥义，取附子辛温大热之性，用于治疗寒湿痹痛而脉沉者，以散寒通痹止痛，尤其针对下肢拘急、屈伸不利而脉沉者更验。同时，常佐以巴戟天以温肾助阳，并发挥祛风湿、强筋骨之效。针对寒湿痹阻，疼痛较重者，常同用桂枝、白术、甘草、干姜等药。

**温阳达郁，振奋神机，用于肾阳衰惫、志意不坚型郁病。**
《素问·病能论》云："阳气者，因暴折而难决，故善怒也。"
《景岳全书·中兴论》指出"阳主神"。李浩教授认为阳气的
推动、振奋作用可鼓动神机，阳气充沛则人的神机清明、思维
敏捷。阳气对人的情志具有重要的调节作用，其中最重要的是
肾阳对机体的温煦，以鼓舞、振奋人体精神、情志活动。如若
阳气折郁于内，不能透散于外，可使人自觉心中懊恼不舒，导
致郁病的发生，常可表现为心烦易怒，或沉默寡言等。临床常
用附子、巴戟天温补肾阳，温阳达郁，振奋神机而治疗郁病。
若兼有纳呆食少、面色少华，则加党参、黄芪、当归、白芍等
以益气健脾、养血安神；若兼有腰膝酸软、五心烦热，加熟地
黄、山药、山茱萸等滋阴益肾、育阴潜阳；若兼腰酸乏力、恶
风寒与潮热汗出并见，则加仙茅、淫羊藿、知母、女贞子等以
阴阳双补。此外，李浩教授临证还注重用言语疏导患者情绪，
烦躁者安抚之，抑郁者鼓励之，耐心嘱咐中药煎服等细节，建
议家属配合缓解患者焦虑和恐慌的情绪。

**发热案：**患者 39 岁。

**初诊：** 2024 年 5 月 16 日。主诉：患者自觉全身燥热 3 个
月余。刻下症：自觉全身燥热，面部及双手部位尤甚，双足冬
天冷、夏天热，伴疲劳乏力，腰以下怕凉，眠浅易醒、多梦，
大小便可，月经周期紊乱，一月行经两次，舌暗红，苔薄黄，

脉细弱。西医诊断：不明原因发热。中医诊断：内伤发热（脾肾两虚）。治法：温肾健脾，甘温除热。

**处方：**

| | | |
|---|---|---|
| 制附子 10 g | 巴戟天 15 g | 党参 30 g |
| 生黄芪 40 g | 当归 15 g | 知母 15 g |
| 黄柏 6 g | 生地黄 15 g | 川芎 6 g |
| 白芍 12 g | 柴胡 12 g | 香附 10 g |
| 煅龙骨 30 g | 煅牡蛎 30 g | |

7 剂，水煎，每日 1 剂，早晚分服。

**二诊：** 2024 年 5 月 23 日。全身燥热减半，手仍热，余证均较前明显改善，舌暗红，苔薄白，脉细弱。上方去黄柏，继服 14 剂。1 个月后随访，发热已除。

（赵　明）

# 茯苓、蒲公英有新用

茯苓味甘、淡，性平，归心、肺、脾、肾经，具有利水渗湿、健脾、宁心之功。蒲公英味苦、甘，性寒，归肝、胃经，具有清热解毒、消肿散结、利湿通淋之功。两药均可通利水湿，常相须为用，本篇将李浩教授应用此药对的经验总结如下。

**渗利水湿，清解热毒，湿、毒去则发生，用于治疗脱发。**

中医认为，脱发与外感六淫、饮食失节、情志失调、劳逸失当等病因有关。湿热毒邪上扰，蛀蚀发根是导致脱发的重要原因。《素问·经脉别论》云："饮入于胃，游溢精气，上输于脾，脾气散精，上归于肺，通调水道，下输膀胱，水精四布，五经并行。"饮食主要通过脾胃的运化功能，转化为精微物质而润泽全身，如若饮食失调，脾胃受损，胃失受纳，脾失运化，日久水谷精微难以化生，头发则不荣而落。《素问·五脏生成》曰："多食咸，则脉凝泣而变色……多食甘，则骨痛而发落。"饮食失当，亦会脱发，故而脱发多从脾胃论治。《外科证治全书》云："蛀发癣，头上渐生秃斑，久则运开，干枯作痒，由阴虚热盛，剃头时风邪袭入孔腠，搏聚不散，血气不潮而成。"《临证指南医案》曰："湿从内生者，必旁洁酒醴过度，或嗜饮茶物，或食生冷瓜果及甜腻之物。"临床上本病早期和中期以脾虚湿热证型为主。

发秃的形成，多因水气上泛颠顶，侵蚀发根，使发根腐而枯落。茯苓能上行渗水湿，而导饮下降，使湿去则发生，虽不是直接生发，但合乎"先其所因，伏其所主"的治疗原则。明·龚廷贤的《寿世保元》中有一"乌须生发良方"："蒲公英（摘净切四两）、血余（洗净四两）、青盐（四两），用瓷罐一个，盐泥封固，桑柴火煅，令烟尽为度，候冷取出，碾为末，清晨酒调下，可生发乌发。"明·李时珍《本草纲目》中对蒲公英的描述有"乌须发，壮筋骨"。清·黄宫绣的《本草求真》中记载蒲公英"入肾凉血，故于须发可染"。可见，蒲公英的功效除了清热解毒、消痈散结、利尿通淋以外，还有生发乌发的作用。茯苓功能利水渗湿，而药性平和，利水而不伤正气，为利水渗湿要药。凡水湿停滞的证候，不论是偏于寒湿，还是偏于湿热，抑或属于脾虚湿聚，均可配合应用。蒲公英药性寒凉，擅清脾胃湿热，与茯苓相配治疗脾胃湿热、蒸蕴头皮导致的脱发尤为适宜，切中脱发的核心病机。李浩教授临床用此二者治疗脱发用量往往较大，为 30~60 g 以发挥强有力的效应。

**脱发案：**患者 34 岁，女。

**初诊：**2018 年 1 月 2 日。主诉：脱发 1 年余。刻下症：脱发明显，头皮容易出油，睡眠差，月经量少，时有心烦急躁，舌暗红，苔薄黄，脉弦尺弱。西医诊断：脂溢性脱发。中医诊断：发蛀（肝郁气滞，湿热上扰）。治法：疏肝解郁，清热利湿。

**处方：**

| | | |
|---|---|---|
| 柴胡 12 g | 黄芩 10 g | 川楝子 6 g |
| 蝉蜕 10 g | 防风 10 g | 僵蚕 6 g |
| 姜黄 6 g | 蒲公英 30 g | 茯苓 40 g |
| 当归 30 g | 白芍 30 g | 制首乌 6 g |
| 益母草 15 g | 茜草 10 g | |

14 剂，水煎，每日 1 剂，早晚分服。

**二诊**：2018 年 1 月 16 日。头皮出油明显改善，睡眠改善，心烦急躁减轻，舌暗红，苔薄白，脉弦尺弱。上方去川楝子，继服 28 剂。

**三诊**：2018 年 2 月 16 日。未见明显脱发，轻微头皮出油，睡眠可，无心烦急躁，舌红，苔薄白，脉弦尺弱。二诊方增制首乌 10 g，加菟丝子、盐杜仲各 10 g。继服 28 剂，患者诉已无脱发，有新发长出，发量恢复如初。


（赵　明）


# 蒲公英、马齿苋应用经验


蒲公英味苦、甘，性寒，归肝、胃经，具有清热解毒、消肿散结、利湿通淋之功；马齿苋味酸，性寒，归肝、大肠经，可清热解毒、凉血止血、止痢。两药清热解毒力强，常相须为用，本篇将李浩教授应用此药对的经验总结如下。

**清热解毒、凉血燥湿，则湿热得泻，郁滞得通，用于治疗顽固性皮炎、湿疹等各类皮肤病。**皮肤是人体与外界环境直接接触的组织器官。皮肤感受外邪或肌表经络痹阻，血行欠畅，皆可生瘀、化热、酿毒，客于体表肌肤，从而发展为各类皮肤病。瘀热毒邪久蕴，热胜风动，风毒内生；伤津耗血而内生燥毒；阻滞气机，津液输布异常，以致湿毒内生，湿毒聚而痰毒生；瘀热毒邪亢盛，亦可炼津蒸液成痰毒。多种性质的毒邪相互夹杂，可伏藏于肌肤。《金匮要略心典》云："毒者，邪气蕴蓄不解之谓。"皮肤病未能得到及时有效的治疗，日久邪毒内蕴，通常是其病情顽固，皮损经久不愈，难于根治的重要原因。李浩教授临床诊治顽固性皮肤病常以清热、凉血、解毒为主要治法，并兼顾扶正。

蒲公英、马齿苋相须为用是李浩教授临床施治的一大特色。蒲公英是常见的中药材，始载于《唐本草》，品种繁多，资源丰富，是菊科蒲公英属植物。蒲公英又名黄花地丁，无毒，《医林纂要》言其"能化热毒，解食毒，消肿核，疗疔毒乳痈，皆泻火安上之功"。马齿苋最早见于《本草经集注》，《新修本草》记载："治诸肿瘘疣目，捣揩之。"《本草纲目》提到马齿苋，言其"利肠滑胎，解毒通淋，治产后虚汗"。《奇效简便良方》中记载马齿苋："一名长命菜，性清凉，内服外敷神效之至。"这些文献均证实马齿苋具有良好的清热解毒凉血等诸多功效。《医宗金鉴》载"阳明主里，内候胃中，外候肌肉"，皮肤病发病多为阳明热毒。蒲公英归足阳明胃经，马齿苋归手阳明大肠经，皆擅清阳明热毒，一可燥湿，一可凉血，马齿苋与蒲公英相须配伍，可增其清热解毒、祛风燥湿之效，则湿热得泻，郁滞得通，用于顽固性皮肤病常显奇效。蒲公英、马齿苋用量稍大，均在 30 g 左右，二者鲜品用量则可达 60～120 g。

**脱发案：**患者，男，26 岁。

**初诊：**2018 年 1 月 16 日。主诉：左右面颊处片状红疹 1 个月余。刻下症：左右面颊处片状红疹，伴有瘙痒、蜕皮，面部皮肤容易出油，手足汗出明显，纳眠可，大小便调，舌红，苔白腻，脉细数。西医诊断：脂溢性皮炎。中医诊断：面油风（脾胃湿热）。治法：清热除湿。

**处方：**

| | | |
|---|---|---|
| 连翘 20 g | 金银花 20 g | 生龙骨 30 g |
| 煅牡蛎 30 g | 蒲公英 30 g | 马齿苋 30 g |
| 萆薢 20 g | 莲子心 3 g | 莲子肉 6 g |
| 羌活 10 g | | |

7 剂，水煎，每日 1 剂，早晚分服。

**二诊：**2018 年 1 月 23 日。左右两侧面颊处片状红疹范围缩小，瘙痒减轻，面部皮肤出油减少，手足无明显汗出，纳眠可，大小便调，舌红，苔白腻，脉细数。上方加苍术、佩兰各 10 g，继服 14 剂。

**三诊：**2018 年 2 月 6 日。双侧面颊处片状红疹基本消失，残余少量皮屑，面部轻微出油，纳眠可，大小便调，舌红，苔白，脉细数。守二诊方继服 14 剂后皮疹治愈，随访 1 个月未再复发。

（赵　明）

# 第四章　医话医论

## 藤类药通络经验漫谈

《本草便读》有云："凡藤类之属，皆可通经入络。"经者，如江河之经地，其筋脉生于肉中；络者，如藤之络石，其筋脉生于皮里肉外。藤类药枝条蔓延，与人体经络高度相似，因此可取象比类，推论藤类药最具通络之特性。

经络纵横交错，沟通脏腑、肢节、气血与阴阳，在生理上以通利条达为顺。病理情况下，痹证常因经络失于濡养或瘀滞痹阻而为患，症状涉及广泛、复杂多变，临证需仔细审证求因，辨证论治。具体而言，经筋属五脏，络筋属六腑，属六腑者，以气药补之，以走络药通之。**临证时治疗病位在经络肢节或久病入络者，宜适当配伍藤类药以提高疗效。**

藤类药大多是祛风湿、通经络之佳品，不同种类的藤药各自兼具利小便、活血、补益之性。青风藤善于治疗风湿痹痛，尤其是双膝关节积液疼痛，若有伏风留于肾络而伴发水肿者也可奏利小便之功。然而青风藤用量不宜超过 15 g，超量使用多引起胃痛、皮疹等不良反应。海风藤善于理气和胃除痞，能减轻痹证患者服用苦寒药物后的消化道反应，常用剂量 15～30 g。鸡血藤善于补血活血，李浩教授宗"治风先治血"之意，常用鸡血藤 30 g 与木瓜 12 g 配伍，以发挥行血、补血、舒筋活络之功，防止其他藤类药物辛窜香燥之弊。此外，鸡血藤尚具开胃消食的作用，久病消瘦患者可与鸡内金 10 g 同服以增强食欲。忍冬藤善于清热解毒，络石藤善于消肿止痛，二药都适用于风湿热痹、关节红肿拘挛不利者，常用剂量 20～30 g。首乌藤善于养血安神，既能改善痹证患者的睡眠质量，减缓疼痛引起的焦虑，又能控制关节肿胀进展，常用剂量 20～30 g。**若患者素体脾虚，则不宜大量使用首乌藤，以免加重便溏。**

**类风湿关节炎案**：患者，女，62 岁。

**初诊**：2021 年 8 月 21 日。主诉：双膝关节疼痛加重 1 周，行动不便。刻下症：关节疼痛明显，活动后加重，无腰痛，纳眠可，大便干，舌质红绛，苔黄腻，脉数。西医诊断：类风湿关节炎。中医诊断：痹证，风湿热痹。治法：清热解毒，通络止痛。

**处方：**

| | | |
|---|---|---|
| 连翘 15 g | 玄参 12 g | 川牛膝 30 g |
| 晚蚕沙 10 g | 桑枝 30 g | 白花蛇舌草 20 g |
| 牡丹皮 12 g | 赤芍 10 g | 桂枝 15 g |
| 杭白芍 40 g | 炙甘草 10 g | 骨碎补 10 g |
| 海风藤 30 g | 青风藤 30 g | 怀牛膝 30 g |

14 剂。服药后随访，疼痛程度明显减轻。

藤类药多具有通络的特点，根据络病学说中"络以通为用"的原则，利用藤类药可直击痹证病机关键，改善关节肿痛等症状。藤类药在通络的基础上因其不同的性味归经具有各自的特点，应仔细分辨以精准用药。"络病学说"为中医理论的重要组成部分，具有久远的历史及发展历程，理论丰富且具有临床指导意义，在皮肤病等领域亦具有极大的研究价值，应继续发展络病学说，拓宽藤类药应用场景。

（谭展飞　魏　微　张　震）

# 阿尔茨海默病的诊治理念

阿尔茨海默病（Alzheimer disease，AD）是一个连续发展的神经退行性疾病，其病程经历临床前期、轻度认知障碍、痴呆 3 个阶段。基于治未病理念，从"未病先防、欲病救萌、既病防变"三个层面，可为 AD 的防治提供思路。

未病先防即健康人群无病养生、防患未然，如朱震享所说："与其救疗于有疾之后，不若摄养于无疾之先。"**调养精气神是预防 AD 的基础环节**，在中医养生及老年医学中居于核心地位。AD 病位在脑，脑为髓海、元神之府。脑髓内蕴脑神，是精神意识活动的物质基础，脑髓的化生充养有赖于精气，与肾和脾胃相关联，而以肾为根本。人体精气充沛、脑髓得养、神机灵活则智慧聪颖，精气损耗尤其是肾虚精亏、脑髓消减、神机失用则是 AD 发病的基础。**在精气神理论基础上运用中医四诊开展健康状态辨识及养生指导，是预防 AD 的重要方法**，具体可从顺应自然、护肾保精、调摄精神、饮食起居、体格锻炼、劳逸适度及使用药物等方面进行预防。

**改善体质是预防 AD 的重要保障。**体质禀赋于先天，受制于后天，针对不同体质施以相应的调节手段可以达到防治疾病的目的，这与中医的个体化诊疗思想与现代精准医学理念具有相通之处。先天不足、年老体衰、久病损耗是导致痴呆的重要原因，痰浊、瘀血在痴呆发病中具有重要作用，虚、痰、瘀等特殊体质与 AD 发病存在着必然联系。老年人具有脏腑虚损、气血阴阳失调以及气血津液运行不畅、代谢异常的生理病理特点，以虚、痰、瘀、郁为重要体质特征，尤其具有 AD 发病倾向。有必要对包括老年人在内的体质虚者及痰湿质、血瘀质、气郁质等 AD 易感体质人群提早进行干预，以改善体质并避免 AD 致病因素的易感性和发病的倾向性。

AD 的病理过程开始于痴呆的临床诊断之前多年，经历漫长的潜伏期。主观认知下降（subjective cognitive decline，SCD）可能是 AD 的超早期临床表现，是大脑对认知加工失代偿的初期表现，属于临床前期惟一出现临床症状的阶段。基于治未病思想，应对 AD 临床前阶段给予高度重视，早期筛查出未来有进展为 AD 风险的目标人群，尽早给予干预措施展开预防，进而延缓或逆转其病程。

从虚、痰、瘀调控危险因素。**年龄是 AD 最重要的危险因素**，从一定程度上看，年龄的本质为衰老，中医将衰老归因于肾虚夹实。更年期女性为 AD 高危人群，其实质主要在于雌激素的缺乏，**中医认为更年期生理病理特点为以肾虚为基础的阴阳气血失调**。糖尿病、高血压、高脂血症、动脉粥样硬化和其他心脑血管疾病是导致 AD 高发的基础性疾病，这些疾病与 AD 的病机虽不尽相同，但不外乎虚、痰、瘀等。上述 AD 危险因素的病机不离虚实两端，**以肾虚为基础的正气不足为本，痰浊、瘀血等病理因素为标**，调控高危人群危险因素可基于此病机认识而开展。肾、脾分别为人体先后天之本，补虚治本以补肾填精、健脾益气为主，祛实治标重视痰瘀并治，"气顺则痰消""气为血之帅"，补气和理气当贯穿治疗始终。

实验室检测结果是"症"概念的延伸和扩展，拓展了中医治疗的临床范畴，对疾病的早期预防及治疗具有重要意义。AD 的病理生理改变早于症状出现，目前认为 β 淀粉样蛋白（amyloid β-protein，Aβ）沉积是该病的元凶，仍是治疗最理想的靶点之一。Aβ 沉积的出现会改变大脑中的新陈代谢，导致 τ 蛋白聚积和炎症反应的出现。提早干预 Aβ 等生物标志物，可能有助于阻止 AD 大脑病理进程。

Aβ、τ 蛋白等病理产物具有神经元毒性，能够破坏形体，损伤脑髓，属于中医"内生浊毒"范畴。AD 临床前期人群的正气已显不足，脏腑功能失常，影响津液及血的运行、代谢，致津停为痰，血滞为瘀，痰瘀互结，正气不足，使痰瘀包括 Aβ 等生理病理产物增多或不能及时清除，加之来自环境、饮食、心理等方面的不良因素越来越多，促使病邪在体内蕴结化热酿毒为害，毒损脑络、损伤脑髓，神机失用发为 AD。**因此，扶正基础上的解毒通络是针对 Aβ、τ 蛋白等病理标记物的关键治法**。

AD 早期表现以认知功能障碍为特征，随着病情的发展，患者会出现日常生活能力下降，精神行为异常，给本人和家庭带来严重困扰。考虑到人口老龄化的加速与 AD 高患病率、高经济负担及目前无特效药物的局面，对 AD 痴呆前期（即 AD 轻度认知障碍阶段）和痴呆早期阶段患者进行积极干预，延缓或阻止病情进一步发展，成为目前医疗处置的重点。轻度认知障碍（mild cognitive impairment，MCI）是介于正常老化和痴呆之间的过渡状态，病情相对轻浅，最易进展为 AD，进行干预调控可望获得较好的效果。目前西医尚无 AD 的特殊治疗手段，中医药治疗 AD 具有独特的优势。中药复方为中医用药的主要形式，因其可作用于多靶点、多系统、多环节、多途径而在治疗 AD 方面具有广泛的应用。

髓减脑消、神机失用为 AD 的基本病机，目前认为**以肾虚**

为基础的脏腑功能减退、气血阴阳虚损为 AD 发病的病理基础，痰浊瘀血积聚交互为其发展和加重的重要因素，邪气蕴结基础上化热酿毒、损伤脑络是导致其病机演变的关键环节。AD 病性属本虚标实，随着病程的进展，正气逐渐衰减，实邪产生，进一步损伤正气形成恶性循环。基于上述病机认识，治疗 AD 痴呆前期及早期患者的立法处方应同时从补虚与泻实展开，分清标本主次，正确立法，合理组方。

　　**补虚不离五脏和气血阴阳，但以填精生髓、安神益智为核心**。AD 的病理进程是从精不足（髓减）逐步发展至形不足（脑消）。《素问·阴阳应象大论》曰"形不足者，温之以气；精不足者，补之以味"，遣方用药可以此为指导。张景岳创制的左归丸、右归丸为补肾的代表方，二方均以填补肾精为主，纯补无泻。左归丸味厚气薄，右归丸味厚气厚，可用作补虚方面的底方。益气、养血、温阳、滋阴等补益类中药均可选用，如人参、黄芪、党参、黄精、熟地黄、制首乌、当归、山茱萸、枸杞子、菟丝子、鹿角胶、巴戟天、益智仁、酸枣仁、远志、茯神等。泻实主要集中在化痰开窍、活血祛瘀、解毒通络及醒神通窍等治法的合理使用，方药不胜枚举。方剂如洗心汤（《辨证录》）、涤痰汤（《奇效良方》）、通窍活血汤（《医林改错》）、黄连解毒汤（《肘后备急方》），中药如瓜蒌、浙贝母、川芎、丹参、桃仁、郁金、红花、水蛭、麝香、石菖蒲、远志等为临床所常用。此外，开心散（《备急千金要方》）、地黄饮子（《黄帝素问宣明论方》）、还少丹（《杨氏家藏方》）等中药复方标本兼顾，亦可作为参考。

需要注意的是，用药须审慎以防出现变证，兼顾其他症状及疾病的治疗。在做好起居、饮食、劳逸、情志等方面调护的基础上，基于辨证论治的中药复方的长期坚持使用，将为控制 AD 早期及痴呆前期患者的病情带来希望。

（张 帅 张 震 谭展飞）

# 辨认一切阳虚证法
## ——谈清·郑寿全《医理真传》

**"凡阳虚之人，阴气自然必盛。"** 阴气盛指水旺，水即血也，血盛则气衰，此阳虚之所由来也。外虽现一切火症（此火名虚火，与实火有别，实火本客气入阳经，抑郁所致。虚火即阴气上僭，阴指水，气即水中先天之阳，故曰虚火。水汽以下渗为顺，上行为逆，实由君火太弱，不能镇纳，以致上僭而为病），近似实火，俱当以此法辨之，万无一失。

阳虚病，其人必面色唇口青白，无神，目瞑，蜷卧，声低、息短、少气，懒言，身重，畏寒，口吐清水，饮食无味，舌青滑或黑润青白色，满口津液，不思水饮，即饮亦喜热汤，二便自利，脉浮空，细微无力，自汗肢冷，爪甲青，腹痛囊缩，种种病形，皆是阳虚的真面目。用药即当扶阳抑阴（所扶之阳，包括人体上、中、下之阳。如桂枝、人参、黄芪扶上之阳，干姜、肉蔻、西砂扶中之阳，天雄、附子、硫黄扶下之阳）。然亦有近似实火处，又当指陈。

阳虚证有面赤如朱而似实火者（元阳外越也，定有以上病形可凭），有脉极大而劲如石者（元阳暴脱也，定有以上病形可凭），有身大热者（此条有三：一者元阳外越，身必不痛不渴，无外感可凭；一者产妇血骤虚，阳无所附；一者吐血伤阴，元气无依，吐则气机发外，元气亦因而发外也），有满口齿缝流血者（阳气虚不能统血，血盛故外越也），有气喘促且咳嗽痰涌者（肺为清虚之脏，着不得一毫阴气，今心肺之阳不足，故不能制僭上之阴气也，阴气指肾水、肾火，此条言内伤），有大小便不利者（阳不足以化阴也，定有以上病形可凭）。此处略具一二，再问答便知。

郑氏在本书序首即言："医学一途，不难于用药，而难于识症。亦不难于识症，而难于识阴阳。"并在积累前人成果基础上，参以自己临床数十年之经验，"将乾坤化育，人身性命立极，与夫气机盈缩，内因外因，阳虚阴虚，病情实据，用方用法，活泼圆通之妙，详言数十条，以明仲景立法垂方之苦心，亦足以补修园先生之未逮"。

李浩教授认为，《医理真传》为"火神派"奠基之作，但只不过强调一下阴阳，立论施法并无偏颇，不但善于扶阳，也善于滋阴清热，如其言："**总之用姜附亦必究其虚实，相其阴阳，观其神色，当凉则凉，当热则热，何拘拘以姜附为咎哉?**"

李浩教授常提醒学生，现在的阳虚体质患者并不少见，这除了与先天禀赋有关，也与当今的生活方式有关，如冷饮的过多食用，爱美之心成就的穿衣减少的楚楚"冻"人，快节奏高压力生活下减少了与户外阳光亲密接触的时间，以及熬夜日久对阳气的损伤等，而见本段所举阳虚病情，及本书阳虚证问答所列病情，临床用药以扶阳抑阴为主，疗效颇佳。**李浩教授临床上善用肉苁蓉、巴戟天、山萸肉温阳，佐以龙骨、牡蛎、浮小麦等，疗效颇佳。**

（谭展飞　李文汉）

# 二仙汤治疗老年肾阳虚失眠

二仙汤出自《中医方剂临床手册》，由仙茅、淫羊藿（仙灵脾）、巴戟天、当归、知母、黄柏六味药组成，具有调补肝肾、育阴助阳的功效，主要用于更年期综合征、老年高血压等。李浩教授师在临床中善用本方加减治疗老年患者的失眠，效若桴鼓，总结如下。

## 1. 老年肾阳虚失眠患者的特点

《灵枢·大惑论》指出"卫气不得入于阴，常留于阳。留于阳，则阳气满，阳气满则阳跷盛不得入于阴，则阴气虚，故目不瞑"，说明**阳不交阴是失眠的病机**。李浩教授在临床上发现很多老年失眠患者的病机在于心肾不交，诚如《医法圆通》所云："因内伤而致者，由素秉阳衰，有因肾阳衰而不能启真水上升以交于心，心气即不得下降，故不卧；有因心血衰，不能降君火以下交于肾，肾水即不得上升，亦不得卧。"其中后者属于心阳亢、肾阴虚引起的心肾不交从而导致的失眠，临床非常常见，李浩教授常应用《伤寒论》黄连阿胶汤加减治疗。

肾阳不足引起心肾不交，从而导致的失眠，在现代老年病临床中也比较多见，通常表现为失眠、多梦、精神不振、纳差、形寒肢冷（尤以下肢为甚），并有舌淡、苔白滑、脉沉细而迟等。这些患者往往有青年时代贪凉饮冷，或者常年在空调房间中工作的经历等。年轻时阳气壮旺，尚不足为病；及至步入老年，阳气渐衰，不能启肾中真水上济于心，则心失所养不能下降于肾而导致夜不能寐。《伤寒论》少阴病云"少阴之为病，脉微细，但欲寐也"，指出少阴病系因少阴心肾两伤、阴阳气血俱虚而导致的一类疾病。其中"但欲寐"常表现为白昼精神不振、昏昏欲睡，夜晚却又入睡困难、多梦易醒。对于这种证型，李浩教授常应用二仙汤加减治疗，疗效满意。

### 2. 二仙汤方解

二仙汤由仙茅、淫羊藿、巴戟天、当归、黄柏、知母组成，有温肾阳、补肾精、交心肾、调冲任等功能。方中以仙茅、淫羊藿、巴戟天温补肾阳，并启肾中真水上济于心；以黄柏、知母泻火而滋肾保阴，并以助心火之下降；以当归之养血活血而调理冲任，兼以养肝。陈士铎在其著作《辨证录》中对心肾不交证论述颇为详细，并认为肝脏具有调节交通心肾的作用。如书中云："心欲交于肾，而肝通其气；肾欲交于心，而肝导其津，自然魂定而神安。"**因此，从养肝的角度着手也可以治疗由心肾不交引起的失眠。**在临证时若辨证加入白芍以柔肝养肝，加入柴胡以疏肝解郁，效果更佳。另外，阳虚较甚者可辨证加入制附片、干姜、桂枝等以加强温补肾阳的作用；若心经有热者可加入竹叶、莲子心等以清热除烦。

3. **典型病例**

患者张某，女，50 岁，以失眠多梦、入睡困难 2 年就诊。其夜间需服用艾司唑仑片 1 mg 辅助睡眠，白天无精神，四肢沉重，腰背酸痛怕冷，四肢冰凉，纳可，舌淡红，苔白，脉沉细。在银行工作，夏季空调温度比较低。李浩教授认为，患者本身禀赋不足，阳气虚衰，加之夏季阳气升发之时长期在温度较低的房间工作，使阳气更加受挫。由于肾阳不足，不能启肾水上济于心，则心失所养而成心肾不交证。故见失眠多梦、入睡困难，由于疾病本质在肾阳虚，所以又见白天无精神、四肢沉重、腰背酸疼怕冷、四肢冰凉、舌淡红、苔白、脉沉细等证。

治用温肾安神之法，方用二仙汤加减（仙茅、淫羊藿、知母、黄柏、当归、干姜、制附片、桂枝、牡丹皮、莲子心、柴胡、炒酸枣仁、夜交藤）。服用本方 7 剂后，患者症状明显减轻，睡眠质量提高，畏寒怕冷减轻。后在此方的基础上加减连用 30 余剂，停用艾司唑仑片，患者亦可安睡 5 小时左右，平素畏寒症状明显减轻。

**二仙汤符合诸多老年患者肾阳不足的证候特点，治疗因肾阳虚衰导致的失眠疗效确切**，值得在临床上推广应用。

（谭展飞　李文汉）

# 活用《寓意草》的辨证论治思路

《寓意草》是明代名医喻嘉言所著，是一部中医学中比较著名的个人医案。喻氏研究医学，医名卓著，冠绝一时，考症用药，有独到之处。"有是病，即有是药，病千变而药亦千变"，"治病必先识病，识病然后议药"。言仲景之未言。李浩教授不仅在临床上善用《寓意草》的辨证论治思路，并常为学生讲解如何活用该思路。

## 1. 治疗思路

（1）重视脾胃。喻氏深受东垣的影响，临证特别重视

"脾者孤脏，以灌四旁"的后天之本地位以及脾胃与五脏之气互为相使、可分而不可分的紧密联系。《寓意草》"直叙王岵翁公祖病中垂危复安始末"案例中，"本是胃经受病，而胃脉反不见其病，只是上下两旁，心肾肝肺之脉，时另起一头，不安其常"，喻嘉言据此分析："乃中央气弱，不能四迄……宜急用四君子汤以理胃气……"喻氏认为"理脾则百病不至，不理脾则诸疾续起"，"万物以土为根，元气以土为宅"。对虚损疾病，喻嘉言提出"自上而下者，过于胃则不可治"，另谓"自下而上者，过于脾则不可治"。其重视脾胃的学术思想可窥一斑，李浩教授亦言临证治疗应以脾胃为基。

（2）阳气为本。《寓意草》所录医案中，近三分之一都以姜、附为主药，或参附并用，可使"釜底有火，乃得腐熟水谷"。强调"万事万变，皆本阴阳……故凡治病者，在必求于本"。如他论及少阴病时，认为邪入少阴"亡阳之证最多"，"必藉温药以回其阳，方可得生"。但是喻氏并不是滥用温补，而是证药统一，故而李浩教授临证时必先诊断明确，阳气本虚时，定毫不吝惜姜、附类扶阳之药。

（3）杂病治疗以肺为先。"肺者，气之本。"气的运行是否正常，与肺的功能有密切关系。气机升降出入的正常与否与人体生理活动密切相关。同时，《寓意草》云："凡禽畜之类，有肺者有尿，无肺者无尿。故水道不利而成肿满，以清肺为急。"也就是说，喻氏认为肺脏的作用并不限于气机的宣发肃降，而是在气血津液的生成、运行和输布等方面均发挥重要的作用。而且肺与大肠相表里，与其他四脏关系亦很紧密。如"治叶茂卿小男奇证效验"案："叶儿痘后两月，腹痛腹胀，脐突无尿。以黄芩、阿胶二味，日进十余剂，三日后始得小水，五日后水道清利，脐收肿缩而愈。"喻氏认为此证是因为肺热而致津液不行。正基于此，李浩教授常教导学生治疗上注意肺脏。

（4）臌胀多用培补。臌胀的病因病机，喻氏认为实因脾气衰微所致，"中州之地，久窒其四运之轴，而清者不升，浊者不降，互相结聚，劳不可破"。而治单腹胀的原则："则有补养一法，补中益气之法是也；则有招纳一法，升举阳气是也；则有解散一法，开鬼门洁净府是也。三法具不言写，而写在其中矣。"李浩教授认为，三法同用，则元气充盛，脾气健旺，清阳上升，浊气下降，水道畅利，腹胀可愈。

2. 用药特点

（1）药贵引用，阴阳结合。治疗阴阳离脱之证，喻氏强调"药贵引用，阴阳结合"。引用之法，治疗上脱之证，"用七分阳药，三分阴药而夜服，从阴以引其阳"。治疗下脱之证，"用七分阴药，三分阳药而昼服，从阳以引其阴"，使阴阳重归协调。畜鱼置介法是喻嘉言在《寓意草》中所提出的一种特色治法，其云："畜鱼千头者，必置介类鱼池中，不则其鱼乘雷雨而冉冉腾散。"这实际上也是补阳补阴两结合的方法，盖"鱼虽潜物，而其性乐于动"，属于阳；"介类沉重下伏"，属于阴。故置介类于鱼池之中，使阴阳既济，池水清澈静谧。作为治则，寓有补益阳气，又需资生阴分之意。正如李浩教授言，补阳之药，当温而不燥，勿伤其阴；滋阴之品，当含有潜阳之势，刚为柔制。

（2）治久泻善用滋阴药。《寓意草》卷四"议沈若兹乃郎肠澼危症并治验"："沈若兹乃郎，因痘后食物不节，病泻。泻久脾虚，病疟。遂尔腹痛胀大，三年来服消导药无算，腹胀及泻利总不愈……因以清燥润肺为主，阿胶、地黄、门冬等类同蜜熬膏三斤……日争十余次服之，半月药尽，遂至大效。"泻久不止，重伤气阴，真气亦受耗散。喻氏用阿胶、地黄、麦冬之类，润肺之燥，肺燥一滋则主气而行治节，统摄大肠之制约，故泻止。李浩教授在此基础上，又加入柴胡、升麻等升提肺气之药，止泻更迅。

（3）药贵精简，服药灵活。喻氏治疗急症，用药极其简练，多者不过七八味，少者一二味。药味少，则药力专厚，用于急症，尤有奇效。治朱孔阳痢疾病，下痢昼夜一二百次，不能起床。喻氏用大黄四两，黄连、甘草各二两，入大砂锅内煎，随滚随服，一昼夜服至二十余碗，待病势减弱，喻氏又恐前药伤阴太过，遂改用生地黄、麦冬甘寒育阴之品研汁服用，同时配合天花粉、牡丹皮、赤芍等缓下凉血散瘀之药煎成和汁大碗咽之，直至病情痊愈。李浩教授常教导学生，开方时尽量精简药味，要善用小方，药专则效强。

（谭展飞　李文汉）

## 浅论少阳病与柴胡证

　　何为少阳病？何为柴胡证？很多人会认为两者是没有多大区别的，常将两者混为一谈。但实际上两者是不同的，无论是发病机制、症状还是治疗都是不同的。因此在学习《伤寒论》少阳病篇时，首先要弄清楚什么是少阳病，什么是柴胡证。

　　少阳病是外邪直接中于少阳，少火被外邪所郁闭，火性炎上，上寻出路，所以主要症状是口苦、咽干、目眩，尤其关键的是目眩这一症状，它是少阳病所独有，而柴胡证中则不易见到。至于柴胡证，最初则是外邪中于太阳之肤表，外邪由肤表逐渐向里，结于半表半里的胁下，所以它的主要症状是胁下苦满或痞硬。

　　少阳病和柴胡证的发展情况和热型也各不相同。少阳病是自发的，其口苦、咽干、目眩等症，是受邪后二三日就出现，而柴胡证是由太阳病转属而来，需要四到六日。少阳病的特点是头痛、发热、脉弦细，而柴胡证则由于热邪已结于半表半里，阳气出入的枢机不利，邪向内迫，就不发热而恶寒，阳气蓄极而通，又发热而不恶寒，这样就形成了毫无规律的往来寒热。总之，少阳病是少阳的气化之病，而柴胡证虽也能出现口苦、咽干等少阳气化方面的症状，但病的主要根源在胁下，它是少阳所主的病位之为病。又因为胁下这个部位接近胃，所以常能涉及胃而出现喜呕，所谓柴胡证就包括喜呕，而少阳病则不存在这一症状。

另外，不但邪气结在少阳部位的胁下能出现柴胡证，即使离开少阳的胁下，凡邪在躯壳之里，肠胃之外的任何半表半里的部位，都能形成往来寒热这一症状。譬如热入血室，血室就位于躯壳之里，肠胃之外，所以也能出现往来寒热。因此，柴胡证比少阳病的范围更广泛一些。

李浩教授在从少阳证之病位的角度分析认为，**小柴胡汤证并非少阳证，而其方亦非少阳主方**，其理由为：**小柴胡汤证首见于太阳病篇，而不与少阳并提；少阳病篇用小柴胡汤一条不言"主之"，而言"与之"，阳微结的半在里半在外是指症状而非病位，与少阳的所谓"半表半里"截然不同**。因此，小柴胡汤及证不能作为少阳主方及主证。

李浩教授从少阳证的治法分析到：治少阳病和治柴胡证，都使用小柴胡汤，但是治少阳病是升散郁火，柴胡用到一般用量就能达到目的（治伤寒八九日郁而化火，误下后胸满烦惊的柴胡加龙骨牡蛎汤，其中小柴胡汤的用量，就是原剂量的二分之一）；而治柴胡证，是从半里之中驱邪外出，不加大柴胡的用量就达不到目的。此书中还提到：少阳病与柴胡证误治后的结果也不同。少阳病有汗、吐、下三禁，而柴胡证的病位不在表也不在里，汗治无益下之也无益。若犯了三禁，两者的变证是不同的。少阳病发汗，会导致胃燥而谵语，吐下能使神虚火扰，出现心悸烦惊。而柴胡证在吐下后，有时可能柴胡证仍在。如果柴胡证罢，则可能使"热入"形成结胸或痞硬，而不是像少阳病误下那样形成"火邪"。

由上述可见，少阳病和柴胡证虽有相兼之处，但两者是不同的。因此对经典的学习，首先要弄清楚其基本的概念，要有严谨的态度，这样才能学好经典，才能在此基础上把经典更好地应用于临床。

（谭展飞　李文汉）

# 浅论《温病条辨》"化湿法"

湿为阴邪，具有重浊黏腻、易困清阳、阻遏气机等特点，临床多缠绵难愈，也易夹他邪，如湿久化热、湿热生痰等。病程一久，可伤筋骨、损脏腑。吴鞠通在《温病条辨》中论湿邪："藏垢纳污，无所不受，其间错综变化，不可枚举。"

《温病条辨》中，将湿温立为专病。湿温病名首见于《难经·五十八难》："伤寒有五，有中风，有伤寒，有湿温，有热病，有温病。"湿温在当时已列入广义伤寒之中，而至明清时期，叶天士将温病分为"夹风""夹湿"两大类，而薛生白所著《湿热病篇》专论湿温，从这些都可看出温病学说与湿邪有密切关联。吴鞠通言："湿邪之为病，上焦与肺合者，肺主太阴湿土之气，肺病湿则气不得化……与脾合者，脾主湿土之质，为受湿之区，故中焦湿证最多……中焦不治其势必流于下焦。"

根据上述理论及前人所立水湿三焦辨证法，有人提出湿邪为病多伤肺、脾、肾三脏，首犯于肺，闭阻肺气，气不得宣，治疗以宣肺化湿为法。而若入中焦，中焦属脾胃，脾喜燥恶湿，湿困脾阳，脾运化失司，可相互牵连，此一层病情复杂，变化多端，治法以益气化湿、健脾胃、固守中焦为主。然若失治误治，将病及肾，而湿易伤阳，证见肾阳衰微，此时就只能用大辛大热之品，急救真阳，温阳化湿。

**李浩教授认为，湿邪之上受，肺必先伤，肺主一身气，为水之上源，肺郁闭则气化不利，湿邪留滞，治宜宣气。**有专家依据吴氏"盖肺主一身之气，气化则湿亦化"一言，认为此理论广泛应用于温病挟湿证中。且气化是针对三焦而言，三焦通调阳气和水道，水性属阴，得阳则化气，气行则水行。水液能输布皆仰赖三焦运行阳气。三焦具有以通为用的特性，只要三焦通畅，散布津液运行不息，清者升而浊者降，出入升降不止，则各脏腑安。疏通三焦道路，即气水运行通畅，人体自和，故李浩教授认为"气化则湿亦化"是《温病条辨》治湿的一个重要大法。再引申用于三焦化湿皆注重三焦的各种气机，上焦重宣肺气，中焦重脾气升胃气降，下焦要化膀胱之气，以达到气化则湿亦化。

**从病因病机上看，李浩教授认为湿邪与水同类，而肺为水之上源，故湿邪不化，津液不能正常运行，与肺之宣发、肃降功能异常有关，尤是湿邪在上焦者，故湿亦应从肺论治，提出宣肺化湿法。**外感湿邪，与风相兼犯肺，宜宣肺解表化湿；肺主通调水道，水道通调，湿邪自化；肺主一身之气，气化则湿自化。杏仁味苦、微温，归肺、大肠经，有止咳平喘、润肠通便之功效，为宣肺化湿之要药。在《温病条辨》中三仁汤之杏仁开上焦，杏仁汤治暑湿相搏于肺之肺疟病，杏仁薏苡汤治风暑寒湿四气伤人，皆取杏仁轻宣肺气之意，故可见宣肺化湿之重要。

脾为气机升降之枢，具有运化水谷和运化水液的生理功能。若脾阳虚衰，一方面引起湿浊内困，另一方面易引起外湿侵袭。湿邪侵犯，易损脾阳。故脾虚与湿胜，互为因果。"湿热之邪，始虽外受，终归脾胃"。《素问·至真要大论》："诸湿肿满，皆属于脾。"脾气亦称中气，《血证论》："其气上输心肺，下达肝肾，外灌溉四旁充溢肌肉，所谓居中央，畅四方者如是。"脾为后天之本，气血生化之源。肝病先实脾，又如薛生白所说："中气实则病在阳明，中气虚则病在太阴。"脾的关键性不容置疑，因此不少人认为《温病条辨》治湿主要在健脾化湿。

总结来说，李浩教授以吴鞠通《温病条辨》治疗湿邪的经验与薛生白的水湿三焦辨证为重点，将湿邪依三焦辨证论治，使宣上、畅中、渗下同时并举，让三焦气机畅达，湿邪自去。而吴氏化湿也重芳香化湿，芳香化湿药味辛香可以醒脾，其辛能行气，香能通气，能行中焦之气机，一些芳香药除了化湿之功也有健脾的功效，因此芳香化湿法也具有行气机、健脾之法。最后，李浩教授告诉我们，**临床治湿要分病位三焦，在应用芳香化湿药基础上，还需辨证论治、随证加减。**

（谭展飞　李文汉）

# 升阳散火治口腔溃疡

升阳散火法最早源于《素问·六元正纪大论》，针对五郁之治疗，文中提出了"火郁发之"的观点，但未给出具体方药。直到金元时期，李东垣在《脾胃论》中首创升阳散火汤，正式提出了"升阳散火"这一名称。升阳散火法专为男子妇人四肢发热，肌热，筋痹热，骨髓中热，发困，热如燎，扪之烙手而设。李东垣认为此病多因血虚或胃虚过食冷物而得之，主要病机为抑遏阳气于脾土。所创立的升阳散火汤为火郁发之、甘温除热之法的代表方。方中羌活、独活、防风等风药用于发散郁火；党参、生甘草味辛甘性温，补益中气、培固元气，以扶助患者亏虚之脾气，制约阴火，并有柴胡、升麻、葛根功在升举中焦阳气，两者合用补中有升，载药上行；白芍既可清泻脾火，又合生甘草以酸甘敛阴，使散中有收，不至发散太过，耗气伤阴。

**溃疡案：**患者陈某，女，29岁。

**初诊：**2021年6月1日。主诉：反复口腔溃疡，加重2周。告知每次溃疡先从舌内部发作，继而扩展分布多处。刻下症：溃疡处疼痛伴颈部淋巴结肿痛，夜寐梦扰，大便时稀，舌红，苔黄腻，脉弦滑。西医诊断：阿弗他溃疡。中医诊断：口糜（心肝热盛）。治法：升阳散火，敛疮止痛。

**处方：**

| | | |
|---|---|---|
| 黄连6g | 黄芩10g | 生大黄2g |
| 生甘草6g | 莲子心6g | 淡竹叶10g |
| 生地黄15g | 赤小豆20g | 干姜6g |
| 防风12g | 法半夏10g | 柴胡12g |

7剂，水煎，每日1剂，早晚分服。

李浩教授治病的核心思想之一就是"火郁发之"，而现代不少疾病或因郁而积，或因郁而结，或因郁而热。李浩教授认为郁的病机有二，一为脾胃清阳之气被抑制，二则为肝失疏泄。刘完素提出"六气皆可化火",脾失运化,肝失疏泄,六气因而郁结,郁而化火,火热不得疏泄,因此郁火是诸多病症的共同病理变化。"火郁发之"治法顺应火热之性,宣散透发,使气机恢复畅达之意。费伯雄《医方论》云:"郁结之火,逆而折之,则其势愈而上升。此则全用风药解散,盖风得火力而升,亦因风力而灭,故绝不用清寒之品。"脾在体合肉,其华在唇。脾经郁火上炎于口唇,发为溃疡。如见火郁大用寒凉之药,易损伤脾胃气机,更影响升清降浊功能。其内在郁积不得解散更加雪上加霜,导致溃疡反复发作。**总体治法应以清化肥甘厚味、疏导气机瘀滞、升发脾胃之阳气为先。**

(谭展飞 张 震)

# 温病禁用升麻、柴胡?

《温病条辨》一书中禁用升麻、柴胡的条文计有五处,对后世医家在温病的治疗上多有束缚。

《温病条辨·卷一上焦篇》第十六条指出:"太阴温病,不可发汗,发汗而汗不出者,必发斑疹,汗出过多者,必神昏谵语。……禁升麻、柴胡……"吴氏分析说"痘宜温、疹宜凉",升麻、柴胡皆温燥之品,易灼伤津液。

《温病条辨·卷一上焦篇》第十八条指出："温毒咽痛喉肿，耳前耳后肿，颊肿，面正赤，或喉不痛，但外肿，甚则耳聋，俗名大头瘟、蛤蟆瘟者，普济消毒饮去柴胡、升麻主之……"吴氏分析说："去柴胡、升麻者，以升腾飞越太过之病，不当再用升也。"

《温病条辨·卷二中焦篇》第二十三条指出："斑、疹，用升提则衄，或厥，或呛咳，或昏痉，……"吴氏认为"斑、疹之邪在血络，只喜轻宣凉解。若用升麻、柴胡辛温之品，直升少阳，有升提而无凉透，就会出现鼻衄、昏厥、咳呛、神昏抽搐等症"。所以他认为斑疹治疗禁用升麻、柴胡之品。

《温病条辨·卷二下焦篇》第三条指出："温病耳聋，病系少阴，与柴胡汤必死。"吴氏认为"温病之耳聋并在足少阴肾，是真阴耗竭所致，若以小柴胡汤升散之剂治之，则下劫真阴而鼓动虚火，势必导致阴竭于下，阳亢于上，而成下竭上厥之危证"。

《温病条辨·卷三下焦篇》第六条指出："温病误用升散，脉结代，甚至脉两至……"

吴鞠通论治温病，主要是继承叶天士的经验。叶天士在医案中畏用柴胡、升麻，吴氏直接明文禁用。总结一下，无外乎吴氏认为升麻、柴胡为温燥之品，具有升散之性，不适于在温病中使用，如其言："其用升、柴，取其升发之义，不知温病多见于春夏发生之候，天地之气，有升无降，岂用再以升药升之乎?"如果使用甚至会引起"衄,或厥,或呛咳,或昏痉"等症。这种观点存在一定的争议。

**首先,从药物性味上来看,**查阅几乎所有的《中药学》教材都将升麻、柴胡列为辛凉解表类药,升麻为"辛甘、微苦、微寒",柴胡为"微苦、微寒"。升麻、柴胡都并非辛温之品,吴氏对这两种药物的药性存在误解。

**其次,从升麻、柴胡的升提作用上来说,**吴氏之说难免有失偏颇。升麻、柴胡升提之说,始于张元素《医学启源》,其谓升麻"气味俱薄,浮而升,阳也",谓柴胡"气味俱轻,阳也,升也"。吴氏应该也遵从这种观点,所以吴氏在治疗斑疹时禁用升麻、柴胡。但是不论是《金匮要略》升麻鳖甲汤治吐脓血,还是在《金匮要略》升麻鳖甲汤治阴阳毒等,均提示升麻并不是斑疹的禁忌用药,反而是吴氏过分强调了升麻的升提作用,却忽视了升麻本身的解毒作用。对于柴胡而言,临床应用也不相符。《疫疹一得·疫疹诸方》:"败毒散(活人)治时行疫疠头痛,憎寒壮热,热毒流注,脚肿腮肿,诸疮斑疹……"败毒散中柴胡并未舍去,反而柴胡气味俱轻,能透表泄热,应用于斑疹的治疗,无悖于吴氏的"斑疹之邪在血络,只喜轻宣凉解"的说法。

**再次,现代药理研究就证实,**柴胡、升麻均具有消炎、解热作用,完全可以运用于斑疹的治疗中。

李浩教授常言,**中医君臣佐使的合理配伍给中药功效的合**

理发挥创造了空间。每一味中药都是多种功效的综合体，在治疗中不能仅仅侧重于关注其中某一项功效，而忽略了其他的功效。

（谭展飞　李文汉）

# 血府逐瘀汤治疗老年病浅析

血府逐瘀汤是清代名医王清任所创，为"胸中血府血瘀"证而设，首载于《医林改错》。该书的最大贡献之一在于创立了活血化瘀理论，根据血瘀部位及兼邪而划分，以活血、逐瘀命名的方剂共8首，为临床治疗各种瘀血证开辟了新天地。瘀血是老年人致病的主要病理因素，影响着老年病的治疗与康复。血府逐瘀汤是《医林改错》中治疗瘀血证的名方，被广泛运用于老年病的治疗。以下将李浩教授应用血府逐瘀汤治疗老年病的经验做初步探析。

**血府逐瘀汤适应证大致可分为二类，一为气血郁于胸所出现的胸痛、心慌等胸部症状，二为肝气郁结、热不外达所致的头痛、天亮出汗、急躁、晚发烘热等植物神经功能紊乱症状。全方由桃仁、红花、赤芍、当归、生地黄、枳壳、柴胡、川芎、牛膝、桔梗、甘草组成，有调气行血、活血祛瘀的功效。主治瘀血郁结血府引起的多种病症，如胸闷、头痛、烦躁、失**

眠、潮热等。由于本方擅能调气活血，故应用于气滞血瘀所致的各种疾病。本方属于柴胡类方，可以看作四逆散与桃红四物汤的合方，另加桔梗、牛膝，而桃红四物汤是活血化瘀的代表方。柴胡体质患者出现瘀血证频率是较高的，特别是顽固性失眠、头痛、腹痛、发热等病症，用血府逐瘀汤收效甚佳。

李浩教授认为，与瘀血相关的老年病种如动脉硬化、高血压、冠心病、高脂血症、中风后遗症、前列腺增生、糖尿病、老年性痴呆、肿瘤等；感染、发热、出血、寒冷、长期精神异常，特别是抑郁、外伤、久病均能造成气血不调，形成瘀血。瘀血的临床表现有：疼痛部位多固定；出血易凝固，色紫黑；精神不安、烦躁甚至发狂；舌质紫暗，面色晦暗等。

随着年龄的增长，老年人气血渐衰，常因虚致瘀。老年人正气不断消耗，气虚推动血液运行无力，血液滞而不行，运行不畅，内停而成瘀血。血瘀证的程度又随着年龄的增加而呈递增的趋势。老年人的血液具有黏、浓、凝、聚的病理生理特点，是形成瘀血的基础。老年人先天之本与后天之本均不足，其他脏腑亦不足。脾为气血生化之源，主统血，脾虚不能统血，血行不利易致血瘀；肾虚元气不足，无力推动血行易致瘀；肾阳不足，温养失职，血寒而凝；肾阴不足，虚火炼液，血稠而滞；肾精不足，水不涵木，经脉失养，致脉不通而血不行；肺主一身之气，主治节、贯血脉、行气血，肝主藏血，诸脏失和，行血无力，而成瘀血。因此，李浩教授教导学生在临床上既要补肾活血，又要注意顾护脾胃，不能仅仅考虑到单一方面，要充分考虑到调节气血脏腑功能。

步入老年后，机体功能逐渐衰退，身体不适导致了精神上的压力，或郁闷善感，或焦虑烦躁，人际关系不协调，或不能适应生活环境和社会环境的变化，产生各种不利情绪。正如朱丹溪所言："人生到六十、七十以后，精血俱耗，百不如意，怒火易炽。"七情内伤，气机抑郁不舒，导致血液凝滞不畅，形成瘀血。

临床实践证实，患老年病者多存在着明显血液循环和微循环障碍；活血化瘀药物最突出的作用就是改善微循环和组织缺血状态，对人体衰老过程中生理、病理、生化、免疫等多方面有改善和调节作用。瘀血是老年病的一个重要病理产物，也是老年病的主要病理因素，影响着老年病的治疗与康复，使老年病错综复杂，缠绵难愈。

**老年人患瘀血病的原因主要有年老体虚和情志失调两大方面。**血府逐瘀汤主要由四逆散和桃红四物汤组成，前者和肝之气血，后者化肝经血瘀。目前在神经性头痛、脑外伤后遗症、脑血管痉挛、冠心病、心绞痛、心律失常、神经症、失眠症、癫痫、自发性气胸、胸壁浅静脉炎、食管癌、感染性发热等多种疾病中可见其适应证。这些症状常见于老年病中。

"方证相应"是经方的一大特色，有是证用是方，法依证立，方随法出，体现仲景"观其脉证，知犯何逆，随证治之"的方证相应的宗旨。随着社会的发展，人口老龄化趋势逐渐明显，随之所带来的一系列社会和医学问题，促进了老年病研究的不断深入。近年来，活血化瘀理论在老年病治疗中的应用研究越来越受到重视，血府逐瘀汤在临床中广泛应用于各个方面，据证设法、遣方用药时要根据老年人的病理生理特点，注意扶正祛邪兼施，以收获良好疗效。

（谭展飞　李文汉）

# 再谈营卫学说与脑病理论

脑科学是生命科学的尖端，中医药作为中华民族智慧的结晶，在攻克重大脑疾病方面必当有所作为。近年来，业内学者提出"玄府闭塞""瘀毒损络""肾虚髓消"等脑病的基础病机，然而这些理论大多关注局部病性，忽略了对病位以及脑功能的整体把握。营卫学说起源于《黄帝内经》，具有蓬勃的理论生命力和深刻的内涵基础。将营卫学说引入脑病的病机认识和防治策略不仅有助于加强对生命整体规律的把握，也能为中医相关科研工作提供新的思路。

营卫学说起源于《素问》及《灵枢》，是古人基于阴阳对立统一的哲学思想，在医学观察和实践上逐步建立完善的一套理论体系。总体而论，营属阴，卫属阳。从物质角度而言，营气，也称荣气，是富有营养的"清"的物质，具有濡润的作用，《灵枢·邪客》提出"营气者，泌其津液，注之于脉，化以为血，以荣四末"，认为营气能直接化为脉道之血，营养四肢百骸，因而常以营血并称。卫气为"水谷之悍气"，这部分精微物质具有温煦脏腑经络及皮肤腠理的作用，是气化代谢的动力。从功能角度而言，《灵枢·五十营》中建立了以营为单位测算昼夜血脉活动规律的模式，提示营气不仅组成了血液本身，也包含了对血脉运行的调节功能。营气功能发挥的正常与否影响了疾病的发生。正如《素问·生气通天论》所论述的"营气不从，逆于肉理，乃生痈肿"，营气调节血脉的功能失常，局部壅滞导致痈肿发生。而在痹证的相关论述则有"经络时疏，故不痛，皮肤不营，故为不仁"，表明了皮肤营气的失常。卫具有防卫、抵抗的含义，卫气的功能体现在"温分肉，充皮肤，肥腠理，司开阖"。风雨寒暑等六淫之邪常侵袭皮毛腠理，而卫气发挥其抵抗外邪、调节腠理、温煦机体的作用，从而避免致病。此外，"营之生病也，寒热少气，血上下行；卫之生病也，气痛时来时去"，通过对比营卫的病态表现，提示卫气的部分功能与感觉相关。卫气"慓疾滑利"的特点，既体现在其物质层面，也体现在其功能层面。总之，两者相互配合共同调节机体内外的生命活动。

古人受限于历史条件，缺乏对脑的进一步认识，导致少见营卫学说在脑病领域的探索。**营卫学说与脑功能的联系体现在昼夜节律、认知功能、神经血管单元三个方面。**

现代医学认为昼夜节律受下丘脑视交叉上核（suprachiasmatic nucleus，SCN）的主导，受褪黑素及生物钟基因转录调控，目前已知睡眠障碍与高血压、痴呆、抑郁症、帕金森等多种神经系统疾病相关。《灵枢·营卫生会》认为营卫昼夜运行存在一定规律，提示营卫学说可用于指导治疗昼夜节律障碍疾病。白天卫气行气于阳，精力状态逐渐旺盛；夜间卫气行气于阴，与营气相汇合，精力逐渐衰退而产生困倦睡意。表明营卫的有序交替是维持昼夜睡眠节律的关键。除此以外，现代研究发现脑血流量、血压在一天中的变化受昼夜节律中枢的调节，这一发现不仅印证了传统理论中营卫对于血脉的调节作用，也进一步说明营卫关系具有昼夜节律性。睡眠时卫气受到营气制约，运行速度减慢从而导致脑血流量减少，血压下降。营卫的协调与否决定了血压变化的剧烈程度，营卫不和时会导致卫气骤然变化，导致阳气内动，引发中风，与中风昼夜发病规律的研究结果相一致。脑中淋巴液以及淋巴管同样具有昼夜节律性，属于中医津液的范畴而受到营卫调节的影响。

认知功能是脑的高级功能，归属于中医心、神、脑等概念范畴。**营卫与认知学习的联系体现在促进血脉运行以辅助神**

机。《灵枢·天年》认为"血气已和，营卫已通，五脏已成，神气舍心，魂魄毕具，乃成为人"，表明营卫已通是神气舍心的前提。而《灵枢·平人绝谷》中进一步明确"血脉和利，精神乃居"，表明营卫所主导的血脉运行有助于充养神气，提供神机运转所需的能量。相反，营卫不和则会导致血脉不利，影响神机，正如《灵枢·大惑论》所说"虚则营卫留于下，久之不以时上，故善忘也"。

神经血管单元（neuro vascular unit，NVU）由脑血管终末端血管周细胞、星型胶质细胞、小胶质细胞以及神经元细胞紧密连接组成，共同调节局部脑血流量。NVU有助于区域脑血流量增加，有助于快速提供更多营养以及清除代谢废物。其中血脑屏障（blood brain barrier，BBB）不仅可以防止外周血管内有毒物质的侵害，也可以作为提高药物浓度的靶点。近年来有学者认为BBB的特性与玄府类似。周细胞与神经细胞具有相互调节机制，在功能层面上，营气与血液及脉道相关，发挥与周细胞相同的作用，体现其营血的功能而巡行于脉内；卫气具有"慓疾滑利"的特点，与星型胶质细胞作用相似，其反应迅速，连接于脉道外壁，负责接受营气的双向调控，巡行于脉外。**在脑病领域中，神经与血管之间复杂的相互作用缺少合适的中医理论模型进行描述。而营卫所主腠理与玄府开阖相一致，以营卫学说为起点结合玄府学说具有一定的参考意义。**

总之，营卫是沟通精神气血、昼夜节律的重要媒介，参与脑的生理活动。从营卫学说视角切入中医脑病研究领域有待于进一步加强。

（张 震）

# 诸痛不宜补气？

"诸痛不宜补气"这句话见于《丹溪心法·心脾痛七十》，原文云："心痛即胃脘痛……痛甚者脉必伏，用温药附子之类，不可用参、术。"后世医家多对此存疑。

张介宾《质疑录》载，"《灵枢》云：病痛者，阴也。又云：无形而痛者，阴之类也。其阳完而阴伤之也，急治其阳，无攻其阴。夫阳者，气也，是痛病当先治气。故气有虚有实。实者，邪气实。虚者，正气虚。邪实者，以手按之而痛，痛则宜通。正虚者，以手按之则止，止则宜补"。

丹溪虽云"诸痛不宜补气"，夫实者，固不宜补，岂有虚者而亦不宜补乎？故凡痛而胀闭者多实，不胀不闭者多虚；痛而喜寒者多实热，喜热者多虚寒；饱而甚者多实，饥则甚者多虚；脉实气粗者多实，脉虚气少者多虚；新病壮年者多实，愈攻愈剧者多虚。痛在经者脉弦大，痛在脏者脉沉微，兼脉症以参之，而虚实自辨。是以治表虚痛者，阳不足也，非温经不可；里虚痛者，阴不足也，非养荣不可；上虚而痛者，心脾受

第四章 医话医论

175

伤也，非补中不可；下虚而痛者，脱泄亡阴也，非速救脾肾温补命门不可。凡属诸痛之虚者，不可以不补也。

有曰"通则不痛"，又曰"痛随利减"。人皆以为不易之法，不知此为治实痛者言也。故王海藏解"痛利"二字：不可以"利"为"下"，宜作"通"字训。此说甚善，明哲如丹溪徒曰"诸痛不可补气"，则失矣。驳斥丹溪之言可见一斑。

李浩教授告诫学生，朱丹溪论及心腹痛时亦云："凡心腹痛者必用温散，此是郁结不行，阻气不运，故痛；诸痛，不可用参、芪、术，盖补其气，气旺不通而痛愈甚。"可见，其认为痛证多因"气旺不通"（即气郁）而致，运用补气之品会使疼痛加剧，故提出"诸痛不宜补气"，以强调痛甚时不可用补气之品增加气郁的程度，应根据不同病症、病因运用相应的治疗方法，如"凡心腹痛者必用温散"。由此可见，**朱丹溪是在痛证的治疗中，因强调气郁而提出"诸痛不宜补气"**。另外，朱丹溪在提出此说的同时亦云："胃虚感寒，心腹痛甚，气弱者，理中汤。内伤发热不食，胃虚作痛，补中益气汤加草豆蔻。"这两方中，皆有参、术等补气之品，可见朱丹溪在痛证属虚之时也使用补气之品。由此可知，其意并非**"诸痛皆不可补气"**，而是强调气郁为痛证常见的病机。

正所谓不通则痛、不荣则痛，疼痛的病机要分虚实。对于实证疼痛，运用补益法，只会加重壅滞不通，加重疼痛，而虚证疼痛则非补益不能医。对于朱丹溪的这句话，李浩教授教导学生应回到原文，结合上下文理解，不能断章取义，在临床诊疗痛证之时要根据患者虚实的证情采用适当的补泻方法，这样才能做到因人制宜，获得更好的疗效。

（谭展飞　李文汉）